대장암 환자와 가족, 의료인 그리고
대장암을 알고자 하는 분들을 위한

대장암

예방과 치료 그리고

극복

명예교수 **박성대** / 교수 **이근욱**

계명대학교 출판부

머리말

한국에도 미국과 마찬가지로 최근 대장암이 점차 증가하고 있는 현상이 뚜렷한데 발생률이 현재 전체 암 중 3위를 차지하고 있어 일반인에게 각별히 관심이 많아지고 있습니다. 아마 서구화된 식생활습관과 고령인구의 증가가 원인인 듯합니다. 다행히 대장암은 가장 예방이 가능한 암 중의 하나입니다. 그렇다 해도 대장암의 진단을 받는 놀랍고 혼란한 경험, 예측불가하고 치명적일 가능성이 있는 암을 반신반의적으로 다루는 것, 치료선택을 이해하고 결정하는 것, 그리고 건강관리를 위한 효과적인 방법을 찾아내는 것 등은 모두 암에 대한 부담의 요인이 됩니다.

대장암 분야에서 최근에 암의 발생에 관한 많은 새로운 지식, 예방과 선별검사, 그리고 치료에 대한 많은 발전으로 인해 환자와 가족들이 정보와 교육의 중요성을 인식하기 시작하였고, 또 이런 발전은 의사들이 환자에게 시행하는 치료에도 영향을 줍니다. "지식은 힘이다"라는 흔한 말은 심한 의학적 질병을 치료할 때 더욱 절실한데, 더 알수록 병에 대해 더 많은 힘과 능력을 가질 수 있고 더 똑똑하게 선택할 수 있습니다. 특히 교육수준이 많이 높아진 우리나라의 대장암 환자와 가족들 그리고 대장암에 대해 알고 싶어하는 일반인들에게 이런 말이 더욱 값진 것 입니다.

이에 저자는 오랫동안 수많은 대장암 환자를 상대로 한 치료경험과 연구결과를 정리하여 환자와 가족, 대장암에 관심이 있는 일반인들 및 의료인들을 위해 도움이 되고 쉽게 이해될 수 있는 대장암에 대한 지식을 제공하고자 이 책을 썼습니다.

이 책은 대장암에 대한 기본지식, 위험요소, 예방방법, 선별검사와 진단방법, 수술을 위시한 방사선치료와 항암화학요법 등의 치료방법과 그

합병증, 인공항문, 치료 후의 추적과 재발 및 건강한 삶의 질 유지 등에 대해 설명하였습니다. 그 외에 감정적 문제와 일에 대한 극복, 환자가족의 역할, 환자나 가족들이 잘못 알고 있는 암에 대한 의학적 지식 등에 대해 명확하게 언급하였으므로, 가장 좋은 치료결정과 암 극복에 훌륭한 재원이 될 수 있을 것으로 생각합니다.

흥미위주의 이야기 식으로나 증례를 내놓아 설명하지 않고, 좀 더 확실하고 정확한 지식을 전달하기 위해 서술형으로 설명했으나, 책 내용에서 다소 전문적인 지식은 쉽게 이해되도록 직접 준비했거나 또는 인용된 사진 삽화를 첨가하였으므로 일반인에게 잘 전달되리라 믿습니다. 일부 어려운 용어의 해설은 별도로 작성하였습니다. 특히 환자나 가족들이 진단부터 수술 및 이후 치료과정까지 의료진에게 물어봐야 할 사항의 질문목록을 기술하였습니다.

여러분이 대장암 예방과 치료에 대해 세부적 또는 전체적으로 알고자 할 때, 또 대장암을 직면할 때 이를 극복하여 "더 오래, 더 큰 삶"을 살 수 있는 방법을 찾고자 할 때 이 책이 도움이 되길 바랍니다. 이 책의 내용을 여러분이 믿는 편안한 임상태도를 가진 의사와의 도움되는 대화로 생각하십시오. 한번 읽고 버릴 것이 아니고 오랫동안 간직해 둘 책이 되도록 하였습니다. 앞으로도 여러분의 좋은 건강과 큰 소망을 이룰 수 있기를 바랍니다.

본 책이 출판되기까지 여러가지 도움을 주신 여러분들과 인용자료를 제공하여 주신 계명대학교 동산의료원과 분당서울대학교 대장암 관련 교수님들께 깊은 감사를 드립니다.

2011년 9월

박성대 · 이근욱

개정증보판에 대한

서 문

지난 해 가을 대장암 환자와 가족들, 의료인 그리고 대장암을 알고자 하는 분들을 위한 '대장암 예방과 치료 그리고 극복'이란 제목의 본 저서를 출간하였습니다.

이번에 초판의 내용에 최근에 변화된 최신의 지식을 추가하고, 부족했던 부분을 보완하면서 몇몇 잘못된 부분을 수정하여 새로운 개정판을 발간하게 되었습니다.

이 개정판의 내용에는 대장암의 예방 또는 재발 방지의 측면에서 영양과 식이 섭취를 어떻게 할지에 대한 내용을 보완하였고, 아울러 대장암의 전단계로 알려진 대장용종에 대하여 좀더 구체적이고 명확하게 기술을 하였습니다. 치료적인 면에서 최근에 많은 논란을 일으켜 관심이 집중되었던 로봇수술에 대하여 소개하였으며, 암의 극복 및 관리적 측면에서는 암에 대한 상식 및 암의 극복에 도움이 되는 철학적인 면에 대하여 보충을 하였습니다.

따라서, 전체적의 책의 분량이 증가하였으며, 도표, 그림, 사진을 더 보완하고 찾아보기도 추가하여 독자들에게 더 쉽고 빠른 이해가 되게끔 노력하였습니다.

교육수준이 높은 우리나라 사람들에게 대장암에 대하여 최선의 지식을 제공하도록 기술된 본 저서를 통하여 '더 많이 아는 것이 더 큰 힘이 된다'는 금언처럼 지식적인 면에서뿐만 아니라, '더 오래 건강하게 산다'는 목표를 성취하는데 도움이 되시기를 희망합니다.

본 저서를 출판하는데 큰 도움을 주신 계명대학교 출판부에 거듭 감사를 드립니다. 또한, 뒤에서 항상 격려해 준 가족들에게 깊은 고마움을 표합니다.

2012년 6월

박성대 · 이근욱

Contents

제 3장 대장암의 진단

제 4장 대장암의 치료선택

제 5장 대장암의 수술치료

제 6장 대장암의 보조치료

제 7장 대장암의 치료 후의 관리

제 8장 대장암치료에 대한 삶의 자세와 유지

제 1장
대장암이란 무엇인가

- 대장의 해부구조는 어떻게 되어 있나
- 대장의 기능은 무엇인가
- 암이란 무엇인가
- 대장암에는 어떤 것이 있나
- 대장암의 원인은 무엇인가
- 대장용종은 무엇인가
- 선종-암 속발현상이란 무엇인가
- 대장암의 발생빈도는 어떠한가

제 1 장

대장암이란 무엇인가

대장의 해부구조는 어떻게 되어 있나

대장은 소장(십이지장, 공장, 회장) 다음의 장관으로 전체 길이는 항문까지 1.2~1.5m 정도이고 크게 결장, 직장 그리고 항문으로 나눈다.

결장은 네 부위로 세분하여 복부의 우측에서 상방으로 진행하는 맹장과 상행결장, 다음 상복부의 우측에서 좌측으로 진행하는 횡행결장, 그 다음 복부의 좌측에서 하방으로 진행하는 하행결장, 마지막으로 S자형으로 굴곡하는 구불결장(S자결장)으로 나눈다. 결장의 직경은 하부로 갈수록 좁아지는데 구불결장이 가장 좁다. 구불결장 다음의 직장은 12cm 길이로 골반강 하벽을 경계로 복막내 직장과 복막외 직장으로 나눈다. 직장 다음에 2~3cm 길이의 항문강이 외부로 항문괄약근으로 둘러싸여 있고 마지막으로 항문이 있다.

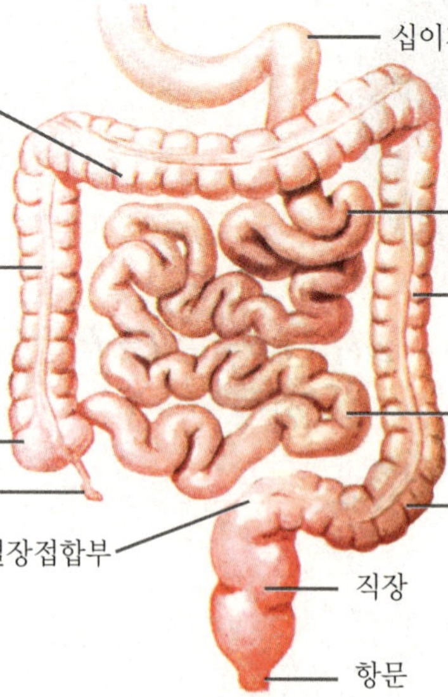

[소장과 대장의 해부]

대장벽은 다른 소화기 장관과 마찬가지로 4층의 조직으로 구성되는데 안쪽부터 바깥쪽으로 점막층, 점막하층, 근육층, 장막 순서로 된다. 항문강은 상부는 장점막, 하부는 피부층으로 형성된다.

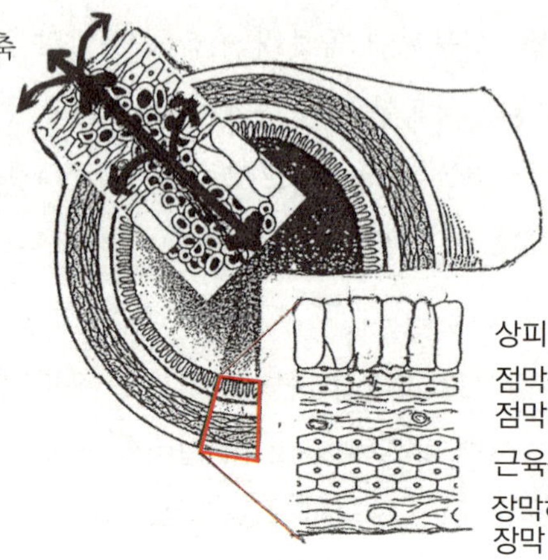

[대장벽층 조직의 현미경 소견]

대장의 기능은 무엇인가

대장은 위장관으로 불리는 소화계의 마지막 부분이다. 정상적으로 우리가 음식물을 먹으면 위에서 일부분 분해되고 3~4시간 후 소장으로 넘어간다. 소장은 약 5m 길이로 음식을 계속 분해하고 소화하여 생긴 대부분의 영양분을 흡수한다. 소장에서 흡수된 후 남은 찌꺼기는 약 1000cc의 수분과 함께 4~8시간 후 대장으로 넘어간다. 우측대장에서 연동운동으로 수분, 염분, 비타민 및 남은 영양소를 흡수하면서 장내 세균 등과 함께 액성변을 만들고, 장운동으로 좌측대장으로 진행하면서 점차 반고형변이 된 후, 몇 번의 대량 장운동으로 직장으로 넘어가서 고형변으로 저장되는데 사람마다 차이는 있지만 10~20시간이 걸린다.

직장에 변이 차서 직장벽을 압박하면 벽내 신경층에서 "변이 찼다"

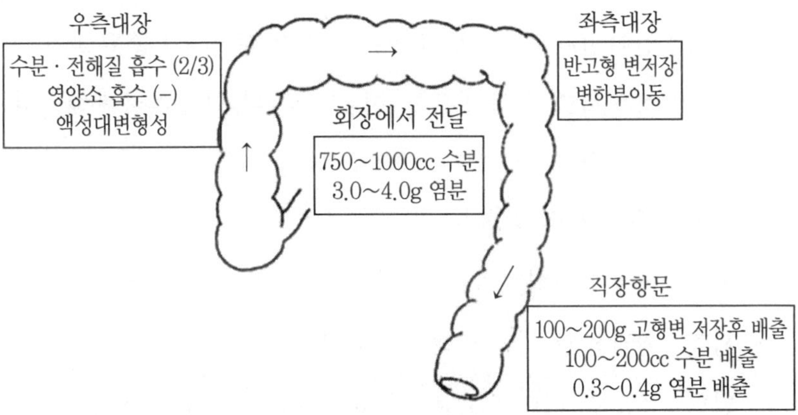

[정상대장의 기능]

는 신호를 대뇌에 전달하고 뇌의 지시를 받아 변의를 느끼고 수의적으로 항문으로 변의 배출을 시도한다. 배변 활동에는 대장의 운동성, 직장내 변의 용적과 농도, 직장의 신축성, 직장항문의 감각신경, 항문괄약근의 운동성 그리고 복강내 압력 등이 관여하는데 이런 요소가 적절해야 정상적 배변이 가능하다.

※ 직장까지 대장전체를 제거하더라도 생명에는 지장이 없으나 배변기능은 1~2년 동안 장애가 올 수 있다.(예 : 회장-항문강문합술)

■ 성인의 정상대변의 일반적 양상

- 형태 : 소시지, 원숭이 바나나 모양의 매끈하고 부드러운 변
  - 변비 : 땅콩 모양의 따로따로의 단단한 덩어리 또는 소시지 형태로 울퉁불퉁한 변
  - 설사 : 물똥, 고체성분이 없음 또는 울퉁불퉁한 가장자리에 보풀보풀한 조각 변
- 크기 : 길이 10~15cm, 두께 2cm가 가장 배변하기 좋은 굵기
- 양 : 2~3개 정도. 식물성 음식, 섬유질과 육류의 섭취량에 따라 변량에 변화가 있음
- 무게 : 100~200g / 회
- 횟수 : 하루 1~2회, 남자 주 5회 이상, 여자 주 3회 이상
- 색깔 : 황갈색 (검거나 회색이면 검사가 필요)
- 밀도 : 준고형 (70~80%는 수분, 수분이 70% 이하면 변비, 80% 이상이면 설사)

- 시간 : 첫 배변 – 30초~3분내 시작, 전체 1~2분 내 마침
  첫 대변이 전체량의 70% 차지, 오전 식사 전후에 가장 빈번하고 다음은 오후 4~5시경

※ 개인마다 나이와 성별에 따라 배변습관과 대변양상은 차이가 있다.

대장내에는 수백 종류의 무수한 세균이 변의 일부가 되어 존재하는데 이런 장내 세균 중에는 유산균과 같은 몸에 유익한 균들과 대장균, 포도구균, 박테로이드균 등과 같은 유해한 균들이 일정한 비율로 서로 균형을 이루어 살고 있다. 유익한 균은 면역계를 증진시키고 대장벽을 보호하는 역할로 식물성 음식물 섭취시 잘 증식하고, 유해한 균은 단백질이나 지방질 음식물을 많이 섭취시 잘 증식한다. 유익한 균이 압도적으로 많으나 적은 비율의 유해한 균은 유해물질을 생산하여 암에 더 잘 걸리게 한다.

암(cancer)이란 무엇인가

체내 무수한 모든 정상세포들은 성장과 분열에 의해 재생하고 일정 기간이 지나면 사망하는 제한된 수명 또는 세포주기를 가지면서 소속 장기구조 내에서만 머무른다. 암은 이런 정상세포가 어떤 원인에 의해 비정상적으로 통제 안 되는 세포로 변하여 무질서한 성장을 계속하면서 종양을 만들고 주위조직으로 침투하는 것을 말한다. 암이 더 진행되면 림프관과 림프절 또는 정맥혈관을 통해 신체의 다른 부위로 전이되고 증식되어 조직파괴와 장기손상을 일으킨다.

종양은 크게 양성종양(benign tumor)과 악성종양(malignant tumor), 즉 암으로 구별한다.

- 양성종양은 비정상적 성장에 한계가 있고 다른 부위로 퍼지지 않으며 수술로 제거하면 다시 생기지 않으나 일부의 양성종양은 장기간 그대로 두면 악성종양으로 변할 수도 있다.
- 악성종양인 암은 정상세포와는 크기와 형태가 다르며 수술로 제거하더라도 다시 생길 수도 있고 주위장기 침투와 원격 전이에 의해 생명에 위협을 준다.

암이 발생하는 원인은 세포핵내 염색체에 있으면서 세포의 성장과 사망과 기능에 유전정보를 제공하는 DNA(deoxyribonucleic acid) 중, 정상적으로 세포분열을 조절하는 종양성장 유전자(oncogene)나 세포분열을 지연시키는 종양억제 유전자(tumor suppress gene)에 이상이 생겨, 비정상적 변화(변이)를 일으키면서 세포가 통제 안 되는 성장을 하기 때문이다. 결국 암은 비정상적 유전자 기능의 병으로서 이 변이는 유전적일 수도 있고 환경요소 등에 의해 획득될 수도 있다.

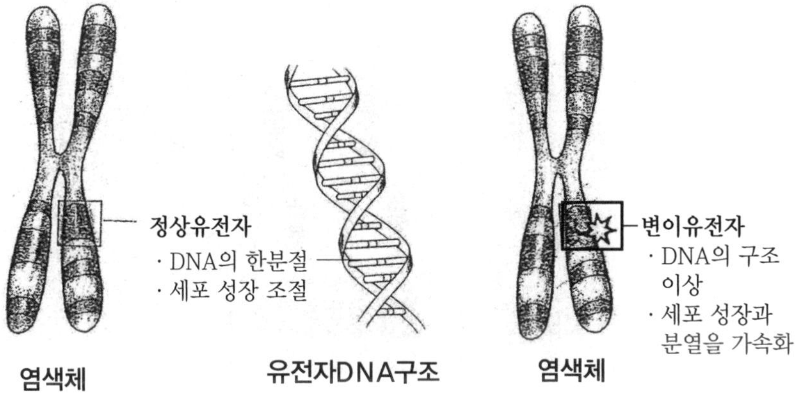

악성종양에는 100여 가지의 많은 종류가 있는데 시작되는 장기에 따라 이름을 붙이고 발생한 조직에 따라 몇 가지로 분류한다.

- 암종(carcinoma) : 내부기관을 덮는 점막조직(선암)이나 피부(편평상피암)에 생긴다.
- 육종(sarcoma) : 뼈, 연골, 지방, 근육, 혈관 등 연체조직에 생긴다.
- 백혈병(leukemia) : 골수, 비장같은 혈형성 조직에 생겨 혈액 속으로 들어간다. 종양형성은 없다.
- 림프종(lymphoma) : 면역계통의 세포에서 시작한다.
- 중추신경암 : 뇌나 척수의 조직에서 시작한다.

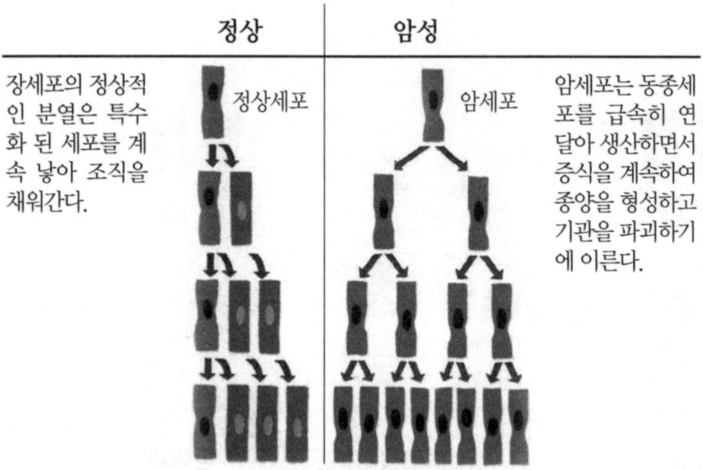

[정상세포와 암세포의 분열의 비교]

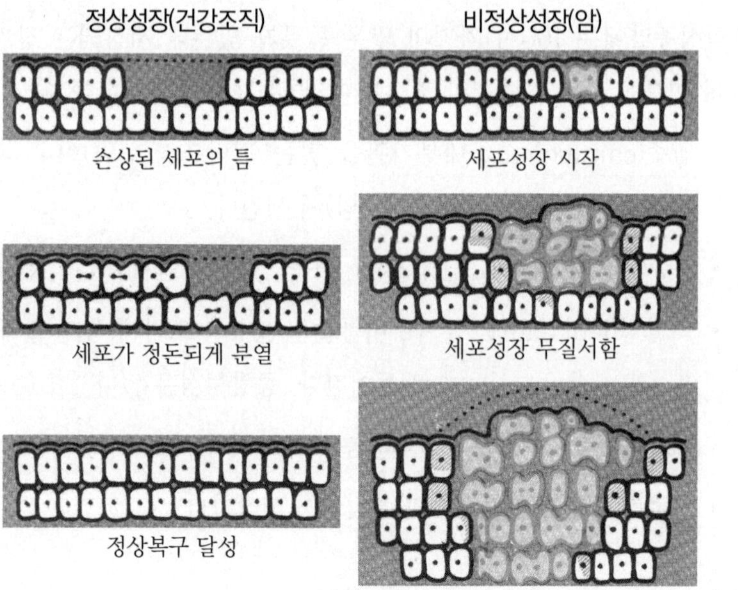

[정상 및 비정상 세포성장의 비교]

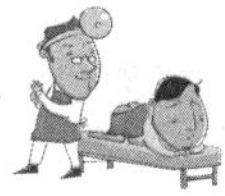

대장암(colorectal cancer)에는 어떤 것이 있나

대장암의 종류로는 대장내벽인 점막층 상피의 선조직(gland)에서 생기는 악성종양인 선암(adenocarcinoma)이 95%를 차지하고, 그 외 드물게 점막하층의 호르몬 분비세포에서 생기는 유암종, 근육층에 생기는 기질종양(GIST), 림프절 같은 면역계 세포에 생기는 림프종 등이 있다. 항문암에는 편평상피암, 흑색종 등이 있다. 일반적으로 선암을 대장암으로 취급하고 있다.

암이 발생하는 대장의 부위에 따라 분류하면 맹장과 결장에 생기면 결장암, 직장에 생기면 직장암, 항문에 생기면 항문암이다.

대장암은 부위에 따라 발생빈도에 차이가 있다. 우리나라는 50% 정도가 직장에 발생하고 다음 구불결장과 우측대장 순이나, 최근에 미국의 보고에 의하면 우측대장에 발생이 증가하고 직장암이 약간 감소하는 경향이 있다. 직장과 구불결장과 같은 대장하부에 많이 발생하는 것은 그 부위에 고형변의 저장시간이 긴 것을 원인으로 추측하기도 한다. 미국의 보고에서 우측대장에 암 발생이 증가하는 이유는 우측대장의 선별검사가 부정확했거나 직장암이 줄어들면서 상대적으로 증가된 것 등이 있고, 반면 직장암이 줄어든 이유는 대장내시경에 의한 용종절제로 암의 진행을 차단시킨 것을 하나의 이유로 설명한다.

 # 저자의 대장암 부위별 발생 비율 조사 (3000명 대상)

직장	구불 결장	상행 결장	직장과 구불결장 접합부	횡행 결장	맹장	하행 결장	중복암	항문
43.9%	19.0%	11.6%	9.7%	4.9%	4.2%	3.3%	2.0%	1.4%

발생 부위는 직장과 구불결장, 직장구불결장 접합부의 대장하부가 70% 이상을 차지한다.

결장암과 직장암은 다소 차이가 있는 진단접근법, 치료방법 및 예후를 가지므로 따로 구분할 수도 있으나, 근본적으로 서로 같은 형태의 세포로부터 생기고 같은 선별검사를 하며 진단을 이끄는 증상이 중복되므로 같은 병으로 취급하여, 결장직장암 또는 대장암으로 불린다.

※ 암은 전염되지 않는다.

대장암의 원인은 무엇인가

대장암은 일종의 문화병으로 다른 암에 비해 노년층에 많이 생기고 서서히 성장하며 비교적 온후한 암이다. 거의 대부분 양성용종인 선종이라는 전암상태의 병변에서 암으로 진전되는 선종-암 속발현상(adenoma-carcinoma sequence)에 의해 발병하고 그 다음 점막층에서 점막하층, 근육층, 장막층으로 침투가 진행될 수 있고, 침투층이 깊을수록 림프절 전이율이 증가한다.

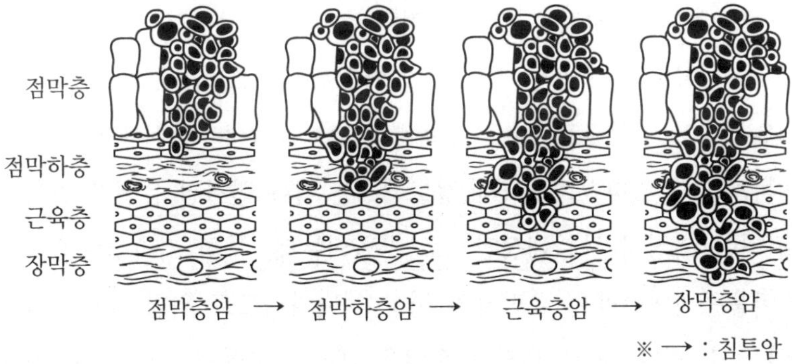

[대장암이 장벽을 침투하여 진행하는 모습]

대장암의 원인은 아직 확실하게 밝혀져 있지는 않으나 환경적인 요인과 유전적인 요인 등 여러 요소가 개별적 또는 상호적으로 작용하는 것 같다. 환경적 요인을 보면 아시아, 아프리카, 남아메리카 등에서는 대장암 위험이 비교적 적으나, 이 저위험군의 사람들이 미국으로 이민 후 대장암 발병이 증가하였다는 사실에서 어떤 환경요소가 유전자 변이를 일으켜 대장암 위험을 증가시킨다는 것을 추측할 수 있다.

환경적 요인 중 식이습관이 중요한데 지방질의 육류를 과다섭취할 때 지방질 소화에 많이 분비되는 담즙산과 일부 흡수되지 않은 지방 소화 찌꺼기가 대장내 혐기성세균에 의해 대사되면서 대장점막에 발암원으로 작용하고, 상대적으로 섬유질의 적은 섭취로 인한 지연된 변의 통과로 발암물질과 대장점막의 접촉시간이 길어지면서 후천적 유전자 변이의 축적이 일어나 점막손상과 세포증식에 이어 암으로 진행된다. 대장암 환자의 약 80%에서는 선천적 유전장애 없이 후천적으로 산발적 발생을 한다.

약 20%에서 유전적 요인이 관여하는 것으로 알려져 있다. 대장암 가족력이 있는 사람에게 대장암 발병이 증가하고, 암에 대한 감수성이 우성유전 양상으로 여러 가족에 발병이 된다는 사실에서 유전적 요인을 알 수 있다. 그 중 5% 정도에서는 암에 민감한 유전자 변이가 유전되어 특정시기에 대장암으로 발병되는데, 특히 가족성용종증이나 비용종성대장암은 유전자의 이상이 나타나므로 위험인자를 미리 확인할 수 있다. 이런 유전적 요인을 가진 사람에게 발암할 수 있는 환경인자가 접촉되면 더욱 쉽게 일찍 암이 발병할 수 있다.

※ 대장암이 직접적으로 유전될 수는 없고 암 발생 위험인자가 유전될 수 있다.

■ 대장암의 80%가 산발적으로 발생하는데 어떻게 유전이 관계된다고 할 수 있나

암은 장시간에 걸쳐 몇 번에 걸친 유전자 손상이 누적되어 발생하는데 이 손상은 환경인자에 의하거나 또는 우연히 발생한다.

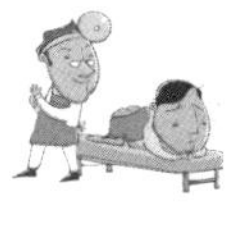

즉, 암은 유전자 이상으로 인해 발생하는 질환이다. 그 중 일부인 유전성 대장암은 태생기에 이미 부모로부터 결손유전자를 전달 받아 태어난 후, 더 쉽게 일찍 발병하게 된다.

■ 형은 건강하고 생활 중 조심해도 암에 걸렸고 동생은 무절제해도 암에 안 걸렸다면 그 이유는 무엇인가

- 유전자 손상은 우연히 생긴다. 절제생활이 유전자 손상의 확률을 줄일 수는 있지만 완전 제거는 안 된다.
- 동생은 똑같은 유전자 내용을 안 가질 수도 있다. 유전자의 일치 정도는 쌍둥이만 똑같고 형제간은 반은 같고 반은 다르다. 동생은 결손유전자를 갖지 않고 태어나거나 독성 물질을 파괴할 수 있는 유전자를 가지고 태어났을 가능성이 있다.

※ 유전적 성향은 민감도를 결정하고 환경적 요인은 실질적으로 암형성 위험을 결정한다.

■ 진행성 대장암의 경로는 어떻게 되나

대장암은 대부분 대장벽의 점막층에서 시작되어 암세포가 점차 성장하여 종양을 형성하면서 점막손상으로 출혈하거나, 더 커져서 복통을 일으키거나, 대장내강이 좁아지면서 변비 또는 변비와 설사의 장운동 변화를 일으킬 수 있다. 종양이 더욱 커지면 대장벽을 관통하여 주위 장기나 장간막 또는 복강벽으로 퍼지면서 복통, 장통과 장애에 의한 폐쇄성 장마비, 복수 등이 올 수 있고 골반내의 방광, 자궁, 난소 등에 침투하면 주위 장기의 손상이 올 수 있다. 암세포가 림프절이나 혈관으로 유입되어 원격장기인 간, 폐, 골 등에 전이 성장하여 그 장기의 기능장애를 일으킬 수 있다. 국소적 또는 전신적으로 더욱 진행되면 식욕부진과 영양불량 상태에 의해 심한 체중감소, 근력약화 등에 의한 전신약화 및 다발성 장기의 기능장애로 결국 사망하게 된다.

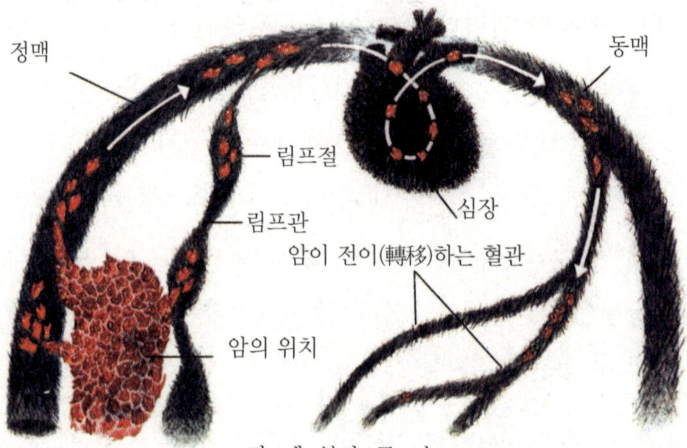

암의 가장 큰 문제는 어느 부위에 생긴 암이 인체의 다른 부분에 전이하는 것이다. 암세포가 이웃조직에 직접 침투하는 것 이외에 이웃 정맥으로 또는 정맥으로 유입되는 림프관을 통해 침습하여 순환하면서 원격부위에 전파되고 장기손상을 일으키는 것이다.

[암의 전이 경로]

(타임-라이프북스의 "건강과 질병"에서 그림 인용)

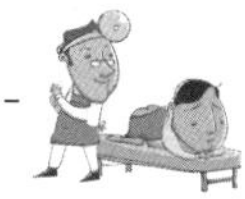

대장용종(polyp)은 무엇인가

대장용종은 대장내벽 점막층의 비정상적 증식으로 작은 종괴가 형성되면서 점차 장관내부로 돌출하는 성장물이다.

대장용종은 성인의 30% 정도에서 발생하고 일부 용종은 장기간 지나면서 대장암으로 전환 할 수 있다는 임상적 의미를 가진다.

■ 대장용종의 종류

육안소견과 현미경소견 상 선종성 용종, 과형성 용종, 염증성 용종으로 분류한다.

- 과형성 용종(hyperplastic polyp)은 점막자극에 의한 세포수의 비정상적 증가로 커져 생간다. 크기는 0.3cm 전후이며 악성화는 거의 없으므로 조직검사로 확인만 하면 된다.
- 염증성 용종(inflammatory polyp)은 일부 대장의 만성염증에 의한 점막의 변화로 용종같이 다발성으로 생긴다. 염증이 호전되면 소실될 수 있는 가성용종으로 용종자체의 악성화는 없다.
- 선종성 용종(adenomatous polyp, adenoma)은 대장용종의 75% 이상을 차지하고 후에 암으로 전환될 수 있는 중요성 때문에 보통의 "용종"으로 언급되고 있다.

선종성 용종이란 무엇인가

■ 선종의 모양

선종의 크기는 대부분 직경이 0.5~1.0cm이나 10%이상에서 1.0cm이상 이거나, 드물게 2.0cm이상일 수도 있다. 선종의 육안형태는 줄기가 있는 유경성선종(polypoid adenoma)과 줄기가 없는 무경성선종(sessile adenoma)으로 구분한다. 선종의 현미경상 소견은 점막내 장선의 형태와 융모 존재 여부에 따라 관상형과 융모형으로 분류하는데 관상형이 70%이상으로 가장 많다.

선종은 30% 이상에서 다발성으로 발생한다.

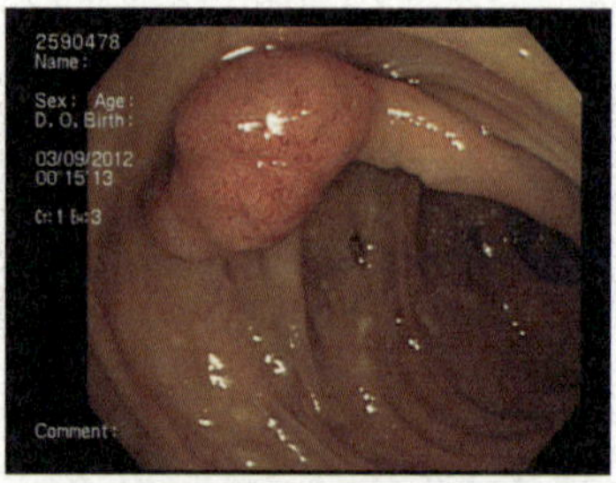

[유경성 용종]

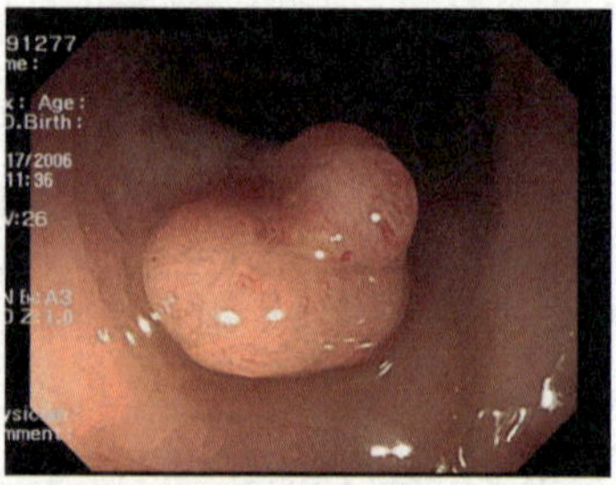

[유경성 용종]

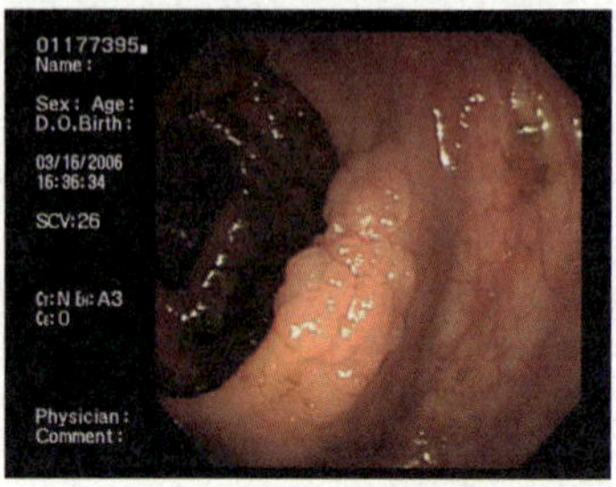

[무경성 용종]

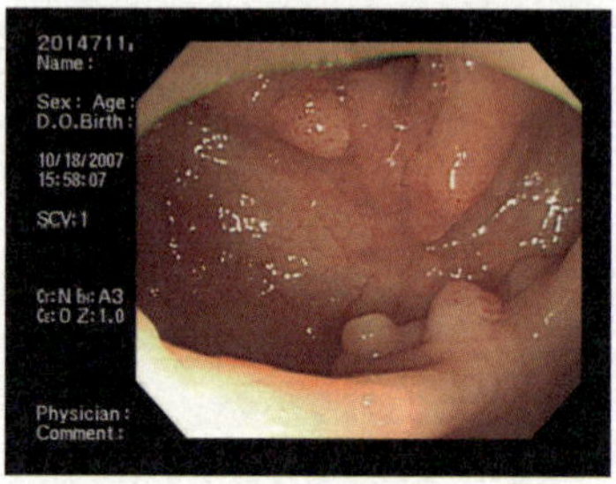

[다발성 용종]

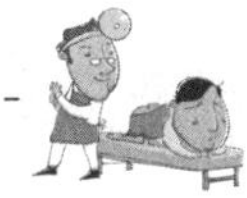

■ 선종의 발생원인

유전자변이로 세포가 비정상적으로 성장하고 번식하여 선종성 용종이 되고 또 다른 유전자변이들이 선종내부에 계속 생긴다면 암으로 전환될 수도 있다. 유전자변이는 양친으로부터 유전될 수 있고 후에 주위의 환경요소에 의해 생길 수도 있다. 유전된 유전자변이는 체내 많은 세포에 나타나서 다발성 선종이 발생할 가능성이 높고, 획득된 유전자변이는 손상된 세포에만 나타나 한 두 개의 선종으로 국한될 가능성이 높다.

■ 선종발생의 위험요소들

- 50세 이상
- 과거 용종병력
- 가족 중 용종병력
- 대장암의 가족력
- 50세 이전에 자궁암이나 난소암 병력 등이 있고, 그 외에 환경적 요인으로
- 육류, 지방질 음식의 과다섭취
- 흡연
- 과대한 음주
- 운동부족
- 과도한 체중이나 비만 등에 의해 증가할 수 있다.

■ 선종의 발생빈도

대장선종은 성인의 30%에서 발견된다. 선종의 최다 호발연령대는 50대로서, 대장암의 호발연령보다 10년정도 빠르다. 남녀 성별비는

2.4;1로 남자에 훨씬 많은데 환경적 요인의 차이 때문인 것 같다. 선종의 발생도는 대장암 발생비율과 마찬가지로 점차 증가하고 있는 것은 건강보험심사평가원의 통계에서 대장내시경 용종적출술이 5년전보다 2.6배 많아졌다는 보고에서 알 수 있다.

■ 선종의 증상

선종은 크기가 작기 때문에 처음에는 증상이 별로 없으나 선종이 2.0cm이상이거나 다발성이면 정상대장 기능을 방해하여 복통, 혈변 또는 설사와 변비 등이 있을 수 있다.

■ 선종의 진단

선종의 진단을 위한 검사방법으로는 여러가지가 있다.

- 가장 정확하고 완전한 방법은 전대장내시경검사로서 육안적 진단과 동시에 조직검사 그리고 치료적 용종절제술까지 가능하다.
- 굴곡성 S자결장경검사: 좌측대장만 검사 가능하다.
- 대장조영술: 너무 작은 용종은 놓칠 수 있고 진단만 가능하다.
- 가상대장내시경: 전산화단층사진(CT)을 통해 시행되며, 진단만 가능함.

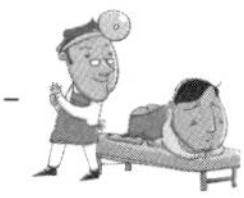

■ 선종의 치료

대장내시경 검사에서 선종이 발견되면 "선종이 암이다" "선종이 암이 될 것이다"라는 것을 육안적으로 완전히 증명할 방법이 확실치 않으므로 일단 크기에 따라 선종을 부분절제 또는 완전절제를 하여 진단한 후 그 결과에 따른 차후의 치료를 고려해야 한다.

- 0.5cm 미만의 선종은 진단만으로 끝나고 더 이상 절제가 필요 없다. 선종의 크기가 2.0cm미만이면 형태에 따라 용종올가미절제술 또는 용종점막절제술을 시행하고 융모성선종이면 점막하절제술을 시행할 수도 있다.
- 선종의 크기가 절제하기 힘든 4.0cm 이상의 무경성선종, 재발되는 선종, 전반적 다발성선종, 만성궤양성대장염에 의한 심한 이형성(dysplasia)점막을 보이면 처음부터 장절제술을 시행한다.
- 내시경 선종절제술에서 선종암이 확인되었다면 유경성선종이 완전절제 되었든지, 무경성선종 절제면 근처에 암세포가 없다든지, 또는 암세포의 공격성이 적은 경우에는 절제술 자체로서 족하다. 그러나 점막하층까지 선종암이 침범하였거나, 림프관 또는 혈관 침범 등 위험인자가 있으면 다시 장절제술을 시행해야 한다.
- 선종은 한번 절제되면 재발은 거의 없다. 그러나 선종을 발생시킬 수 있는 요소가 있으면 30%정도에서 다른 부위에 발생할 수도 있다.

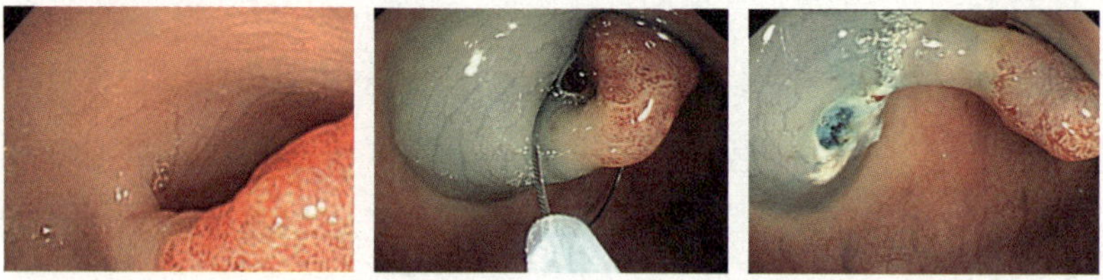

[유경성용종의 올가미 용종절제술]

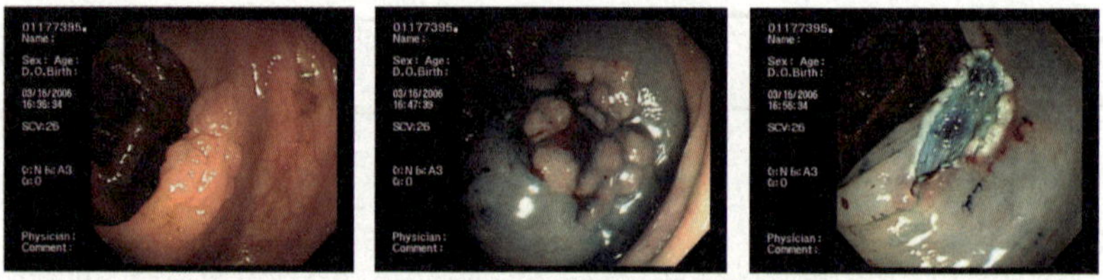

[무경성용종의 점막하절제술]

■ 선종의 추적

선종이 3개 이상, 1.0cm 이상 크기, 심한 비정상세포를 보일 때 암 발생 가능성이 있다. 선종을 불완전절제 했거나, 선종을 발생시킬 수 있는 원인이나 위험요소가 늘 있으면 다른 부위의 발생 가능성이 있으므로 규칙적 추적이 필요하다. 선종의 크기, 숫자, 모양, 조직양상 등의 여러 가지 요소에 따라 추적기간에 차이가 있는데 보통 1~5년이다.

■ 용종에 대한 질문사항

- 용종이란 무엇인가
- 용종의 증상은 어떤 것인가

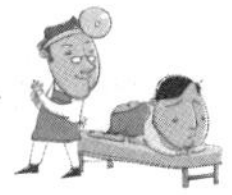

- 용종의 예방은 어떻게 하나
- 왜 용종이 생기나
- 용종은 어떻게 검사하나
- 용종이 발견되면 어떻게 하나
- 내시경용종절제술은 위험한가
- 용종절제술 후 추적은 어떻게 하나
- 모든 용종이 다 암이 되는가
- 용종은 언제 암이 되는가
- 용종은 유전이 되는가

대장암과 선종과의 상관관계는 무엇인가

대장암의 95%가 대장선종에서 유래된다고 추측된다. 선종-암 속발현상이란 한두번의 유전자변이에 의해 생긴 선종이 5~10년이 지나면서 5~6번의 추가적인 유전자변이를 거쳐 암으로 전환된다는 것이다. 단 5% 정도에서는 용종없이 직접 점막에 암이 진행되는 "새로운 암(de novo cancer)"으로 발생하는데 대체로 1.0cm 이하로 보통 측방 침투하므로 발견하기가 쉽지 않다.

선종-암 속발현상을 증명하는 사실로는

- 대장암과 선종의 호발부위가 비슷하다.
- 조직검사에서 선종의 일부에 암세포가 보인다.
- 절제된 암조직내에 남아있는 선종이 발견된다.
- 선종의 크기가 1.0~2.0cm이면 10%에서, 2.0cm 이상이면 30% 이상에서 암발생 가능성이 증가한다.
- 선종이 연도가 지날수록 암진행이 더 많이 된다.
- 선종숫자가 많으면 더 조기에 암발생이 된다 (가족성 용종암).

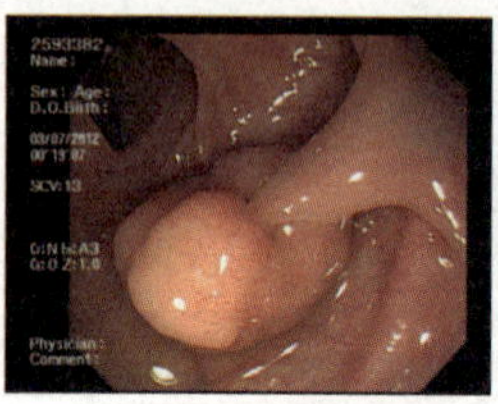
[선종용종]

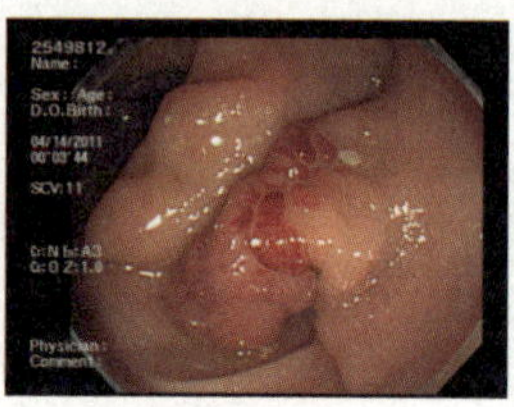
[용종암]

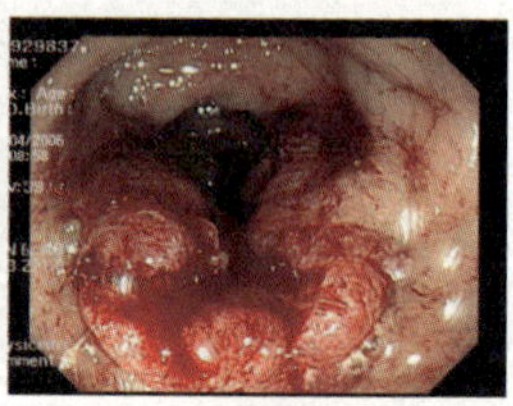
[진행암]

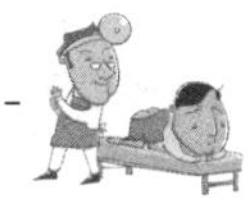

- 대장암 환자의 1/3에서 선종이 동반된다.
- 개인의 선종병력이 있으면 암발생율이 2배 많고 가족내의 선종병력이 있으면 암발생율이 3배 많다.

■ 정상상피가 암으로 전환되는 다단계 과정의 조직양상

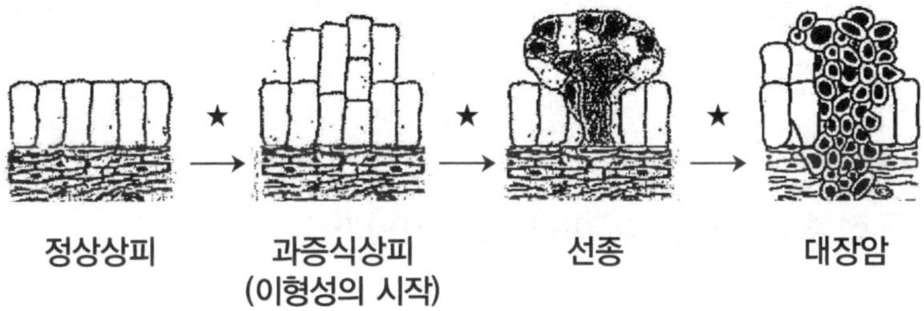

★ : 여러가지 유전자 변이

정상점막이 유전자변이들에 의해 처음 선종이 발생하고 다음에 암으로 전환한다는 학설에서 선종과 암은 그 발생원인과 예방은 비슷하므로 대장선종을 예방하고 조기에 치료함으로서 대장의 발병을 예방할 수 있다.

※ 하나의 대장세포가 암으로 진행되기까지 10년정도 걸린다(5년-3%, 10년-10%, 20년-25%).

※ 모든 용종이 다 암이 되는 것은 아니고 선종의 약 10% 정도가 암으로 전환된다.

※ 암으로의 전환은 여러번의 다른 유전자의 연속적 변이가 있어야 된다.

■ 선종의 암전환 현상에는 병리학적 소견으로 선종의 크기, 육안적 형태, 세포학적 양상 등이 관여한다.

- 선종의 크기가 1.0cm 이상이면 암발생율이 10%, 2.0cm 이상이

면 30% 이상이고 여기에 무경성이면 50%정도이다.

- 세포학적 소견에서 관상형은 10~30%, 융모형은 30~50%에서 암이 발생한다.
  결국 선종이 2.0cm이상 크기에, 무경성이고 융모형이면 50%이상에서 암이 발생할 수 있다.
- '가족성용종증' 으로 인해 대장전체에 다발성으로 용종이 산재해 있다면 조기 암발생율이 100%이다.

■ 유전성 대장암증후군이란 어떤 것인가

유전성 대장암증후군은 암을 일으킬 수 있는 유전자 변이가 유전되어 용종과 대장암이 부모와 자식에 발병하는 것을 말한다.

대장암 원인의 5% 정도를 차지하며 이 증후군은 80~100%에서 대장암을 일으키며, 산발적 대장암보다 젊은 층에서 발병한다. 용종수도 많고 다발성의 대장암이나 다른 암도 발생시킬 수 있는 아주 고위험의 질환이다. 이 증후군이 가족내에 의심되면 이 질환에 대한 유전적 표식자를 혈액검사로 확인하고 미리 암 발병에 대비해야 한다.

- 가족성용종증(familial adenomatous polyposis, FAP)
  - 사춘기 후반이나 20대 초반에 대장내 수백개 내지 천개의 선종이 발생하였다가 30대에 100% 암으로 진행되는 병으로 대장암 원인의 1%를 차지한다. 부모 중 한 명이 이 질환이 있으면 자식에게 50% 유전될 수 있으므로 유전표식자검사와 정기적 대장

내시경검사로 확인하여야 하고, 용종이 발견되면 미리 전결장 직장절제술을 시행하고 남은 직장이 있다면 정기적 S자결장경으로 감시해야 한다.

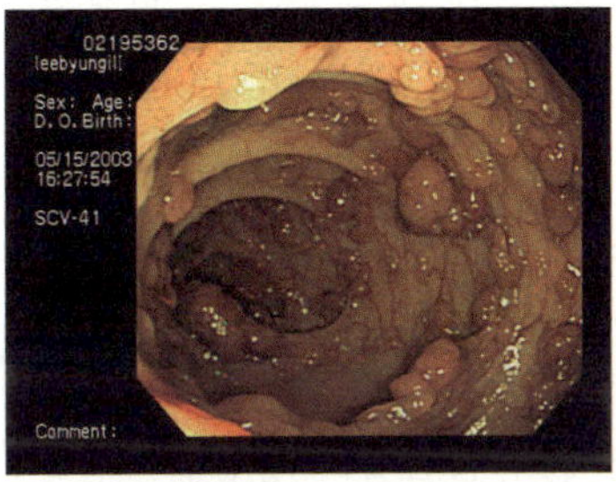

[가족성 용종증]

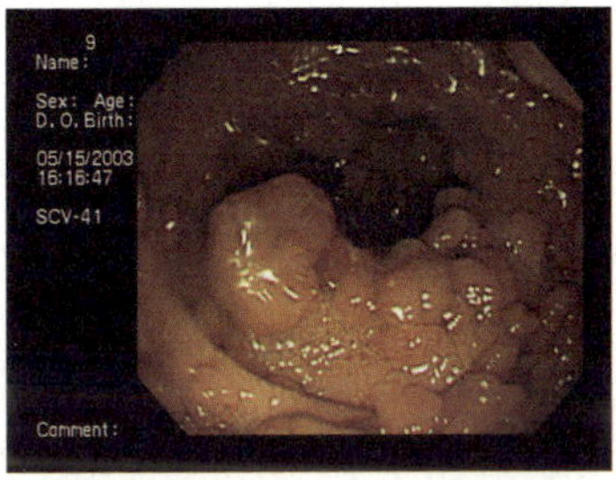

[대장암이 용종에서 발병한 모습]

- 유전성비용종성대장암(hereditary non-polyposis colorectal cancer, HNPCC)

  - 부모와 자식 간에 3명 이상에 대장암이 발생할 때 의심되는 질환으로 대장암 원인의 3~4%를 차지한다. 용종은 몇 개 정도로 적고 암 진행 가능성은 80% 정도이다. 40대에 주로 우측결장암이 생기는 형도 있고 여자에게 자궁난소암이나 위암 등이 동반되는 형도 있다. 유전표식자를 혈액검사로 확인하고 정기적 대장내시경검사로 감시해야 하며 암이 발견되면 동시에 여러 곳 또는 다른 부위에 발생할 수 있어 전결장절제술을 시행한다.

대장암의 발생빈도는 어떠한가

대장암은 미국에서 가장 흔한 암 중의 하나로 남자에게는 폐암과 전립선암, 여자에게는 유방암과 폐암에 이어 세번째로 흔히 생긴다. 평생 동안 대장암이 발병할 위험은 5.4%이고 매년 150,000명이 진단을 받고 50,000명이 사망한다고 보고하고 있다. 미국에서 대장암 발생이 최근 20년 동안 감소하고 있는 경향인데 건강음식 섭취, 운동 등으로 건강한 생활습관을 유지하고 정기적 진찰로 미리 암 예방을 하기 때문이다. 사망률도 감소하는데 선별검사로 용종을 제거하거나 조기암을 발견하여 치료하고 또 치료방법이 발전되었기 때문이다.

한국에서는 대장암이 점차 증가하고 있는 경향이다. 1991년도 보건복지부 암 등록백서에서 대장암이 전체 암의 6.8%로 5위, 2002년도에는 11.6%로 4위였고 2007년에는 12.7%로 3위였다. 평생 발병율은 인구 10만명당 46.9명로 세계 4위 아시아 1위를 차지한다. 대장암에 의한 사망률은 인구 10만 명 당 10.6명으로 10년 전보다 2배 증가하였다. 원인은 식생활의 서구화와 10년 이상 수명이 길어진 고령자의 증가 때문으로 추정된다.

※ 대장암은 40세 이전의 젊은 층에서도 생길 수 있다.

■ 대장암의 호발 연령과 성별은 어떤가

대장암은 대체로 장년이 된 후 많이 발생한다. 보건복지부 암 등록백서(2008.10)에서는 60대가 32%, 70대와 50대에 각각 22.7%, 21.2%이고 50대 이하에서는 35%로 보고되고 있다. 미국에서는 50대

이후 발병이 90%, 60대 이후는 80%이고 가장 호발대가 70대이며 평균 연령이 67세라는 보고가 있다.

한국은 구미와 비교하여 아직 10년 정도 빠른 장년층에 주로 발생하고 젊은 층에도 많이 발생하는 차이가 있었다.

남녀 성별의 비율은 1:1 정도에서 1.7:1(복지부중앙암등록 : 2008. 10)까지 보고되고 있다.

 # 저자의 대장암 발생 호발연령 조사

조사시기	연구대상	20대	30대	40대	50대	60대	70대	80대
1985년	400명	7.8%	12.7%	21.1%	24.9%	26.5%	6.4%	0.8%
2010년	3000명	0.8%	3.3%	11.1%	21.1%	32.0%	26.6%	5.1%

위 두 조사의 비교에서 가장 호발연령대는 모두 60대였다. 2010년 조사에서 70대와 80대가 많이 증가했음을 보인 반면, 30대와 40대는 감소하였다. 특히 50대보다 70대의 대장암 발생률이 더 높았고 20대는 많이 감소함을 확인하였다.

 # 저자의 연구에서 대장암 남녀 성별 발생비율은 남녀비가 1.1 : 1로 거의 비슷하였다(3000명 대상).

제 2장
대장암의 위험요소와 예방

- 대장암의 위험요소는 어떤 것인가
- 대장암의 예방을 어떻게 하나
- 대장암의 선별검사란 무엇인가
- 대장암의 선별검사 방법에는 어떤 것이 있는가

제 2 장

대장암의 위험요소와 예방

대장암의 위험요소는 어떤 것인가

몇 가지 위험요소가 대장암 발생을 촉진하는 것으로 알려져 있다. 위험요소란 암을 일으킬 기회를 증가시키는 어떤 요인을 말한다. 위험요소가 몇 개 있다고 다 암 발생이 되는 것도 아니고 위험요소가 없다고 암 발생이 안 되는 것도 아니지만 위험요소에 의해 암 발병의 확률이 더욱 증가하는 것은 틀림없다.

◎ 알려진 위험요소들

〈 대장암의 증가된 발생위험과 관련된 개인적, 가족적 건강요소 〉

개인적 건강요소	가족적 건강요소
• 연령, 인종 • 대장암, 다른 암의 병력(특히 여자) • 선종(용종) 병력 • 만성장염 병력 • 2형 당뇨병	• 대장암의 가족적 병력 • 유전성대장암과 연관된 가족적 병력 : 가족성용종증, 비용종성대장암

※ 나이, 민족, 인종, 개인적 / 가족적 병력은 통제될 수 없는 요소들이다.

- 연령은 가장 흔한 위험요소로서 50세 이상이면 대장암 발병 기회가 높아진다. 고령층이 많아질수록 발병이 증가한다. 미국에서는 대장암 환자 10명 중 9명, 한국에서는 10명 중 7명이 50세 이상이다.

- 대장암의 가족력은 두번째 흔한 위험요소로서 대장암 환자의 20%에서 가족력이 있다. 부모, 형제자매 등 가까운 친척이 대장암 병력이 있다면 대장암 발병위험이 2배 많고, 특히 40세 전후의 젊은 층에서 발병했다면 유전성대장암도 의심해야 한다.

- 개인적 대장암 병력은 이전의 완치치료 후에도 어느 시기에 다른 부위에 대장암이 발병할 가능성이 5%이고, 여자에게 난소암이나 유방암 병력은 대장암 발병을 증가시킬 수 있다. 개인적 대장용종 병력도 대장암의 발생이 용종에서 시작되므로 대장암 발병과 관계가 많다.

- 궤양성대장염이나 크론씨병(Crohn's disease) 같은 만성장염에도 대장암이 동반될 수 있다. 염증이 20년 이상, 대장에 넓게 침범될수록 위험도는 훨씬 더 증가한다. 염증부위에 비정상적 과도한 세포증식으로 암세포가 발생한다.

- 당뇨병 환자는 일반 환자보다 대장암에 걸릴 위험이 많이 높고 예후도 불량하다. 지방에 의한 과체중으로 신체활동이 적고 칼로리의 과섭취가 원인이다.

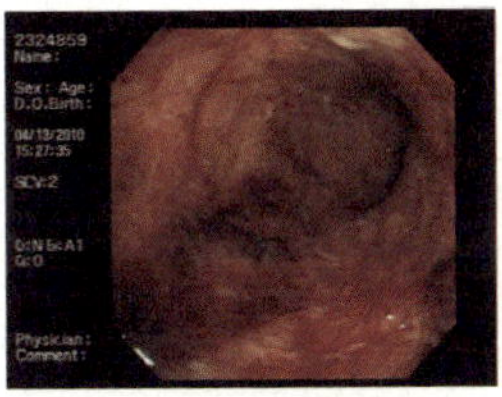

[만성 궤양성 대장염]
내시경 소견

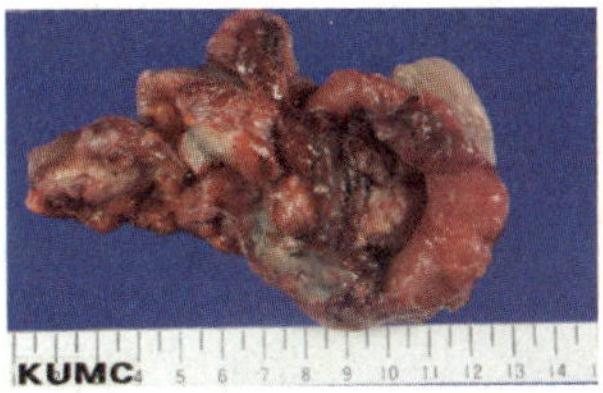

[궤양성 대장염에 발생한 대장암]
절제된 장의 개방된 육안 소견

※ 대장암 환자는 고기를 먹어서는 안 된다는 것은 잘못된 생각이다. 적당한 양의 고기섭취가 필요하다.

〈 대장암 위험에 영향을 주는 통제될 수 있는 요소들 〉

	대장암 위험증가와 관련된 요소들	대장암 위험감소와 관련된 요소들
생활습관 요소	• 과체중 또는 비만(복부) • 흡연	• 꾸준한 운동 등의 신체활동
식이 요소	• 술 • 동물성지방 음식 • 붉거나 탄 또는 고온에 조리된 고기	• 칼슘 • 섬유질 • 엽산 • 셀레니움 • 비타민 D
약		• 비스테로이드 항염증제 (아스피린) • 호르몬 대체치료

환경적인 요인 중 생활습관이 대장암의 원인으로 중요하고 그 중 식이 원인이 50% 전후를 차지한다. 비만과 복부지방 축적, 붉은 고기와 단백질 그리고 동물지방이 많이 포함된 음식은 암 발생 위험을 증가시키고, 굽거나 고온에 조리된 고기는 발암물질을 생산하여 위험을 더 증가시킨다고 하고, 야채와 과일의 소량 섭취도 암 발생의 증가와 상관관계가 있는 것으로 알려져 있지만 확실히 증명된 것은 아니다.

- 아스피린은 만성염증을 감소시켜서 비정상조직의 성장을 줄여 용종이나 암 발생 위험을 많이 줄이나, 정상용량은 부작용이 심하므로 적은 용량을 수년간 투여한다. 암 위험도가 높거나 용종 과거력이 있는 사람에게 사용해 볼 수 있으나 위출혈 부작용을 고려해야 한다.
- 호르몬 대체치료는 폐경 이후의 대장암 발생을 약간 감소시킬 수 있으나 부작용이 있으므로 예방적으로는 사용하지 않는 것이 좋다.

※ 대장암의 가족력은 조기 내시경검사의 절대적 적용대상이 된다.

※ 대장암에 가장 좋은 치료는 결코 치료 자체가 아니고 선 예방과 위험요소의 감소이다.

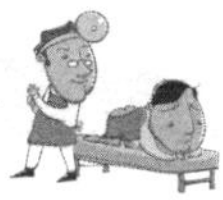

대장암의 예방을 어떻게 하나

암의 예방은 방어할 수 있는 위험요소들을 제거하고 방어할 수 없는 위험요소들을 암으로 전환되기 전에 차단하는 것이다. 대장암은 80% 정도 예방이 가능한 질병이다.

1차방어는 대장암을 일으킬 수 있는 환경요소를 찾아 암 위험이 낮도록 줄이는 것이다. 생활방식과 식이습관을 변경하는 것으로 식이조절, 환경위험 회피, 화학방어가 해당된다. 식생활 습관의 변화 즉 건강한 음식물, 건강한 요리, 건강한 식사법이 매우 중요하다.

2차방어는 전암병변이나 조기암을 찾아 조치함으로 암에 의한 사망을 감소시키고 생존기간을 증가시키는 것으로 선별검사와 조기발견이 해당되며 대장암 감소에 1차 방어보다 더 중요하다.

◎ 대장암을 예방하기 위해 해야 할 사항들

○ 균형적인 식사를 한다.

○ 건강한 체중을 유지한다.

○ 운동 등 활동적 생활습관을 한다.

○ 음주를 제한하고 흡연을 금한다.

○ 50세 이상이면 선별검사를 받는다.

○ 대장병 증상이 있으면 일찍 의사를 찾는다.

○ 개인적 병력을 의사에게 이야기 한다.

○ 가족적 병력을 안다.

○ 해당되면 암에 대한 유전적검사를 받아서 대장암 발병 전에 미리 치료를 받는다.

1. 대장암 예방을 위한 식생활 변화

식생활습관은 대장암 발생원인의 40%정도가 되는 환경적 위험요소이므로 균형적인 건강한 음식물섭취는 암예방에 중요한 역할을 한다. 식생활 변화는 암예방을 위해서는 아무리 늦어도 좋고, 암치료 후에도 균형잡힌 음식물에 의한 영양섭취는 운동과 더불어 강한 체력과 건강을 주므로 회복을 돕고 재발방지에도 효과적이고 따라서 생존율도 증가시킬 수 있다.

○ 암 예방과 영양을 위한 균형적인 건강한 음식물 추천 (미국 암학회와 한국 암학회)

1) 주로 섬유소가 많은 식물자원으로서 자연적으로 생산되거나 최소한으로 정제된 음식물을 택한다.

- 매일 30g 이상의 섬유소를 섭취한다.

  섬유소는 여러 가지 식물의 성분으로서 흡수가 안되고 소화시킬수 없으므로 영양소는 아니다. 장내수분과 혼합되어 용적을 크게 만들므로 음식물과 변의 이동을 빠르게 하여 장을 깨끗하고 건강하게 만들고 장내 유익한 세균의 성장을 돕는다.

- 섬유소가 많은 음식물로는 야채와 과일, 통곡류 음식, 콩류, 열매와 씨앗 등이다.

  예) 식사에 사과 1개, 감자 1개, 시금치 반컵 또는 상추 1컵, 옥수수죽 1컵, 요리된 콩 반컵

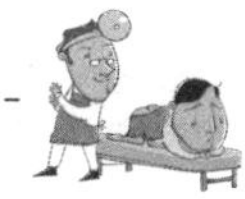

(1) 매일 매 식사와 간식으로 5번 이상의 야채와 과일을 먹는다.

- 섬유소, 탄수화물, 항산화제인 비타인 A,C, E 와 엽산 그리고 칼슘, 칼륨, 염소 등을 포함한 무기질을 많이 함유한다.

  예) 중간 크기의 사과 또는 오렌지 1개, 요리된 야채 반 컵 또는 생야채 1컵, 토마토쥬스 1컵

(2) 통곡류의 현미, 통밀, 통밀가루, 보리, 식물성 조반인 씨리얼, 오트밀로 만들어진 음식을 매식사와 간식으로 먹는다.

- 섬유소, 탄수화물, 비타민, 무기질, 철분 마그네슘, 셀레니움 등을 많이 포함한다.

(3) 콩류를 많이 먹는다.

섬유소가 많고 단백질 음식물로서 고기를 대신할 수 있다.

(4) 나무열매와 씨앗, 마른 과일을 많이 먹는다.

섬유소가 있고 건강한 식물성 지방도 있다.

2) 동물성 고지방 음식물 섭취를 제한한다.

▪ 지방이 총칼로리의 30% 이하가 되게 한다.

- 동물성 음식에는 칼로리, 단백질, 필수지방산, 비타민E, 철분, 아연, 마그네슘 등을 많이 포함한다.

▪ 소고기나 돼지고기 등의 붉은 고기 또는 소세지, 햄, 베이컨 등과 같은 정제된 고기의 섭취를 제한한다.

• 고기를 먹을 때 살코기를 택한다.

• 하루 80g 이하, 주 2회 정도가 적당하다.

• 소고기나 돼지고기 대신에 생선이나 닭고기를 선택할 수 있다.

▪ 지방질이 적은 음식물을 택한다.

• 지방질 고기 대신에 콩, 과일, 채소, 곡류 등을 택할 수 있다.

• 무지방 또는 저지방우유와 요구르트를 마신다.

– 칼슘과 비타민D가 많다.

3) 기타

▪ 하루 2000칼로리 정도로 식물자원 3/4, 동물자원 1/4이 되도록 한다. 칼로리양은 몸무게, 성별, 나이에 따라 차이가 있으나 체표면지수에 맞추어 계산한다.

▪ 야채와 과일 또는 통곡류로 부터의 섬유소섭취를 적게 하면 대장암 예방에 불리하다.

– 몸은 지방음식물을 소화하기 위해 담즙을 배출하는데 장세포가 더 오래 담즙산에 노출되면 세포가 손상될 가능성이 많다. 그러나 야채와 통곡류를 많이 섭취할 경우에는 섬유소가 담즙산에 부착되어 담즙산이 더 빨리 장을 통과하도록 도와서 세포손상을 줄인다.

▪ 고온에서의 고기요리는 무해한 물질을 암을 일으키는 발암원으로 변화시킨다. 어떤 사람은 이런 물질을 대사시킬 능력이 적어서 암발생에 더 민감할 수도 있다.

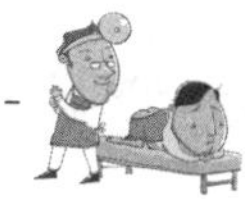

- 음식물은 여러 가지 영양소를 많이 가지는데 어떤 것이 암을 방지하고 어떤 것이 암을 조장하는지 아직 확실하지 않다. 여러 가지 음식을 균형적으로 먹는 것이 가장 적절한 방법이다. 예컨데, 지방음식을 많이 먹은 다음날에는 지방섭취를 피해야 균형이 이루어진다.

○ 균형적 식사의 하루 양

- 하루 세끼는 꼭 먹고 아침식사는 거르지 않는다.
- 야채와 과일 – 5번 이상 (야채 5번 이상, 과일 2번 이상), 하루 300g, 종류에 따라 야채 3컵, 과일 2컵(2개), 또는 100% 야채와 과일쥬스 3컵, 마른 열매와 씨앗 4숟가락
- 육류 – 살코기, 양계, 생선 중 주 2~3번(200g), 계란 1~2개, 고기 대신 콩류 3컵(6일 이하/주)
- 곡류 – 하루 4번 이상, 200g 이상, 그 중 통곡류가 150g 이상
- 유제품 – 우유나 요구르트 하루 3컵 이상 또는 치즈 1~2조각
- 기름 – 식물성 또는 생선에서 생성된 기름으로 하루 차 숟가락 6번
- 소금 – 차 숟가락 1번
- 물 – 6~8컵, 하루 소변횟수 5~6회 되도록
  (하루 수분 필요량 : 체중 Kg당 30ml)

○ 제한적 음식물 섭취요령

- 야채는 하루 먹는 양의 50~70%는 요리된 것 보다는 날 것을

깨끗한 물로 20초이상 씻어서 먹는 것이 좋다.

- 과일도 가능하면 껍질을 벗기지 않고 깨끗이 씻어서 먹는 것이 좋다.

- 음식물을 짜게 먹지 말라
- 튀긴 음식물을 피하라. 굽거나 찐 것이 더 좋다.
- 음식물의 요리 중 또는 섭취 중 기름, 버터, 두꺼운 크림, 기름진 마요네즈의 양을 제한하라.
- 튀긴 감자(칩, 프라이)는 포화지방이 많아서 피하는 것이 좋다.
- 파이, 케이크, 과자, 도넛, 사탕 같은 단 것을 제한하라.
- 소금에 절인 고기나 음식물을 피하라.
- 검게 탄 고기를 먹지 말라.
- 음주를 제한하고 과음을 피하라.
- 과식을 하지 말라.
- 흰색 식품(흰 쌀, 흰 설탕, 흰 밀가루, 흰 파스타)를 제한한다.

○ 대장암 예방에 좋은 음식물

- 자연적으로 생산된 진한 초록 또는 진한 황색의 야채 : 배추, 양배추, 케일, 브로콜리, 겨자, 시금치, 양파, 부추, 상추, 호박, 마늘, 가지
- 자연적으로 생산된 과일 : 사과, 딸기류, 포도류, 감귤류, 토마토, 올리브
- 통곡류 : 잡곡밥, 현미, 통밀겨, 통밀가루, 오트밀, 통옥수수 가루

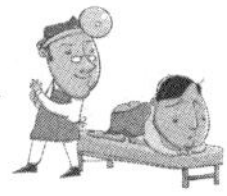

- 등푸른 생선 : 청어, 고등어, 대구, 다랑어, 삼치, 꽁치, 연어, 넙치
- 콩류 : 검은콩, 완두콩, 땅콩
- 나무열매와 씨앗 : 호두, 밤, 개암, 생강
- 저지방 또는 무지방 우유, 요구르트, 치즈
- 녹차, 포도쥬스

〈 추천되는 하루의 열량(Calorie) 〉

열량영양소	전체열량의(%)	하루필요량(g)	역할
탄수화물	55~60	235~300	체내연료로 빠른 에너지 공급
단백질	10~15	50~75	세포성장과 회복을 돕고 건강한 면역계 유지
지방	20~30	40~60	조직발달을 돕고 에너지 공급, 체내기능 보조

○ 대장암예방에 좋은 오색 과일과 채소

- 붉은색 – 사과, 딸기, 토마토, 수박, 고추, 체리
- 노란색 – 귤, 파인애플, 레몬, 오렌지, 당근, 호박, 파프리카
- 녹색 – 청포도, 키위, 멜론, 브로콜리, 시금치, 풋고추, 상추
- 자주색 – 포도, 자두, 건포도, 블루베리, 가지, 적채
- 흰색 – 바나나, 배, 복숭아, 마늘, 버섯, 양파, 감자, 생강

※ 건강한 음식물을 건강하게 요리하여 건강하게 먹어야 한다.

2. 신체적으로 활동적이고 건강체중을 유지한다.

- 운동은

- 심혈관건강을 증진시키고,
- 근육을 강화하고,
- 피로를 적게하고,
- 근심과 우울을 감소시키고,
- 자신을 더 행복하게 느끼게 해주고,
- 몸을 더 좋게 느끼도록 도와준다.

적절한 운동과 체중유지는 암 발생을 40% 감소시킨다는 설도 있다. 운동부족은 장운동을 둔화시켜 음식물을 처리하고 제거하는 속도를 줄이므로 부정적 효과를 보인다. 운동은 하루 45분 정도 일주일에 5일 이상 땀을 흘릴 정도로 시행한다.

- 과식은 과체중과 복부비만을 초래하여 호르몬 변화, 운동부족과 에너지 불균형을 초래하여 암 발생 위험을 증가시킨다.
- 체중은 건강한 체중범위 내에 유지해야 한다.
  체질량지수(체중(kg)을 키(m)의 제곱으로 나눈 수치)의 정상 범위 : 20~25kg/㎡

3. 음주를 제한한다.

음주의 양이 많을수록 암 발생이 증가한다. 남자는 맥주 500ml 이하, 포도주 200ml 이하로 하고 횟수도 하루에 2번 이하가 좋다.

※ 주기적 대장청소는 과거부터 변제거로 체내 독소와 세균을 제거함으로서 장운동을 정상화하고 영양소 흡수를 쉽게하여 암 예방에 효과적이고 깨끗한 피부와 체내에너지를 증진시킨다고 하여 이전에 많이 시행되어 왔다. 하지만 대장치료 목적 이외의 정기적 대장청소는 장에 부작용, 심폐기능에 합병증이 올 수 있으므로 건강에 해롭고 위험하여 최근에 의사들은 암 예방을 위해서는 권하지 않는다.

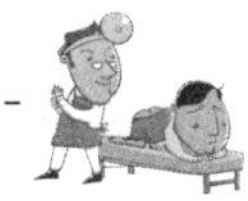

대장암의 선별검사(screening test)란 무엇인가

선별검사는 어떤 사람이 무증상 상태에서 어떤 질환이 있는지 찾는 검사방법이다. 선별검사로 대장용종을 미리 발견하고 처치하여 암 발생을 예방하고, 대장암이 증상을 나타내기 전에 조기에 발견하고 처치하여 생명을 구할 수 있다.

대장암에 대한 선별검사 시행은 대장암이

- 흔하고 증가된 발생률을 보이고
- 초기증상이 잘 안 나타나므로 선별검사로 병을 정확하게 발견할 수 있고
- 조기치료가 되면 예후가 좋고
- 위험이나 비용보다 유익이 더 많다는 점에서 정당화 될 수 있다.

그러나 대장암 진단이 늦어지는 가장 큰 이유 중의 하나는 대장암의 위험시기에 있는 사람들이 암이나 용종을 발견하기 위한 선별검사를 받는 비율이 낮기 때문이다.

대체로 선별검사율이 낮은 이유는

- 일부 사람들은 대장의 검사를 난처해 한다.
- 일부 사람들은 "나쁜 소식"의 가능성을 회피하거나 부정한다.
- 많은 사람들이 선별검사의 중요성에 대해 아직까지 잘 인식하지 못한다.

- 의사들이 예방적인 선별검사를 우선적으로 취급하지 않고 치료에 더 중점을 둔다.
- 많은 사람들이 대장암 선별검사에는 여러 가지가 있다는 것을 알지 못한다.
- 아직까지 일부 선별검사는 비용이 들어서 선뜻 받기를 꺼린다.
- 일부 선별검사의 정확성에 부정적 태도를 보인다.

현재 미국에서는 변잠혈검사와 굴곡성 S자결장경검사로 40~50%의 선별검사율을 보고하고 있으나 앞으로 70%를 목표로 하고 있고, 한국에서는 아직 20% 정도라고 보고되고 있다. 선별검사는 이미 대장암 의심 증상을 보인 환자에게는 적용되는 개념이 아니며, 만약 대장암 증상이 의심된다면 적절한 진단검사(diagnostic test)로써 대장암을 확인하거나 배제하기 위해 시행하여야 한다. 대장암은 초기에는 전혀 증상이 없으므로 가족력이 있는 경우나 용종과 암이 동반될 수 있는 만성장염에는 선별검사를 시행해야 한다.

미국 암 협회는 선별검사를 보통 50세에 시작하고 대장암 가족력이 있으면 더 일찍 40세에 시작하고 75세 이상 되면 중단하는 것을 추천한다. 가족성용종증이나 유전성비용종성대장암 등 유전적 고위험군 조건 하에는 20대에 조기 발견과 조치로 대장암 위험을 감소시켜야 한다. 한국에서는 구미보다 암 발생이 약 10년 정도 빠르므로 선별검사를 40세에 시행하는 것이 좋다.

가족중 대장암 환자가 있는 경우 가장 먼저 암이 발생된 가족의 연령보다 10년 일찍 검사해야 한다.

대장암의 선별검사는 어떤 검사가 가장 좋은지 또 얼마나 자주 시행

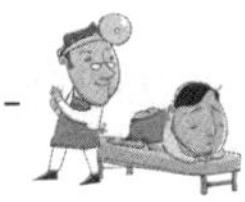

하는지는 일정하지 않고 개인적 위험도에 따라 다르다. 검사방법에는 변잠혈검사, 대장내시경검사, 대장조영술, 가상대장내시경검사가 있다. 개인적 위험도는 보통, 증가된, 높은 위험군으로 구분한다. 미국 암 협회는 선별검사를 각 위험군의 종류에 따라 차이가 있게 시행하도록 권고하고 있다.

〈 선별검사 시행기준 〉

보통 또는 평균 위험군 : 50세 이상 남녀, 증가된 위험이나 고위험 요소는 없는 경우	
변잠혈검사	매 년
변잠혈검사와 굴곡성 S자결장경검사	매 5년
대장조영술검사	매 5년
대장내시경검사	매 5~10년
수지직장검사는 매 검사 때마다 시행	

검사에서 양성반응이 나온 경우, 모든 경우에서 대장내시경검사를 시행해야 한다.

※ 내시경검사 시행기준은 매 5년인데 선종이 암으로 진행하는데 5년 이상이 걸리기 때문

<table>
<tr><th colspan="3">증가된 위험군 : 선종용종 진단, 대장암 수술의 개인적 과거력, 대장암 가족력을 가진 군으로 보통 위험군보다 2배 위험, 검사는 모두 대장내시경 시행.</th></tr>
<tr><th>위험 분류</th><th>검사 시작시기</th><th>재검사 시행시기</th></tr>
<tr><td>1cm 이하의 작은 선종</td><td>첫 선종절제술 후 3년</td><td>정상이면 매 10년에 시행</td></tr>
<tr><td>1cm 이상의 선종,
3개 이상 선종</td><td>첫 선종절제술 후 3년</td><td>정상이면 3년 후 시행,
또 정상이면
매 10년에 시행</td></tr>
<tr><td>5~10개 선종, 융모성 선종, 1cm 이상의 3개 이상의 선종</td><td>첫 선종절제술 후 1년</td><td rowspan="2">정상이면 3년 후 시행,
또 정상이면
매 10년에 시행</td></tr>
<tr><td>대장암절제술의 과거력</td><td>장 절제술 후 1년 이내</td></tr>
<tr><td>부모형제 중 대장암 또는 선종 가족력이 60세 이전 * 또는 2명 이상 발병 시</td><td>40세에 시작,
가장 젊은 발암 가족의 시기보다 10년 일찍</td><td>매 5년에 시행</td></tr>
</table>

* 한국 55세 이전

<table>
<tr><th colspan="3">고위험군 : 만성대장염 또는 유전성 대장암으로 보통 군보다 2배 이상 위험, 검사는 대장내시경검사와 유전자검사</th></tr>
<tr><th>위험 분류</th><th>검사 시작시기</th><th>추적 검사</th></tr>
<tr><td>만성궤양성대장염</td><td>광범위 대장염 발병 후
8년 이상</td><td>매 1~2년마다</td></tr>
<tr><td>크론씨병</td><td>좌측 대장염 발병 후
12년 이상</td><td>매 1~2년마다</td></tr>
<tr><td>가족성용종증 가족력</td><td>사춘기</td><td>유전자검사에 양성이면
대장절제술</td></tr>
<tr><td>유전성비용종성대장암
가족력</td><td>21세</td><td>유전자검사에 양성이거나, 시행하지 않았으면 40세까지 매 1~2년마다, 그 후 매년</td></tr>
</table>

※ 대변이 정상이고 아무 증상이 없더라도 선별검사가 필요하다.

※ 대장암은 통상적 선별검사로 선종을 제거하므로 미리 예방할 수 있는 병이다.

대장암의 선별검사 방법에는 어떤 것이 있는가

2차방어는 정기적으로 여러가지 선별검사를 통해 용종과 조기암을 발견하여 처치하거나 만성대장염, 유전성대장암 같은 암 발생 가능성이 높은 질환에 대해 조기수술이나 꾸준한 관찰로 암 발생을 예방한다. 선별검사는 여러가지 방법이 있는데 선택결정에는 전신건강 상태, 정확성, 위험도, 간편함, 가격 등 여러가지 요소가 관여된다. 방법마다 장점과 단점이 있으나 가장 정확한 것이 가장 좋은 선택이라 할 수 있다.

◎ 선별검사의 종류

■ 수지직장검사

대장질환의 검사 중 수지직장검사가 가장 기본적이고 간단하게 시행하는 검사이다. 의사가 연한 고무장갑을 끼고 윤활유를 바른 집게손가락을 항문으로 넣은 후 직장 안을 만져 비정상적 성장물이 있는지, 남자의 전립선과 여자의 골반장기의 이상의 유무, 변 자체의 색깔이나 농도 등을 확인할 수 있다. 이 검사로는 항문에서 상방 10cm까지의 직장만을 만질 수 있기 때문에 선별검사로는 상당히 제한적이지만 이 부위에 직장암이나 용종이 많으므로 반드시 시행해야 한다.

※ 수지직장검사만으로 직장암의 2/3정도 진단이 가능하다.

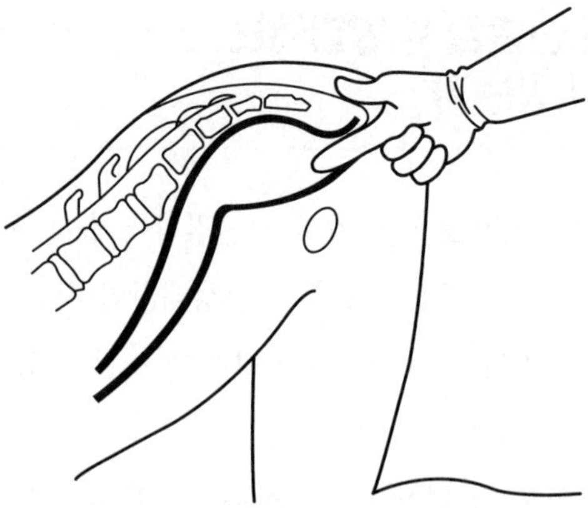

[수지직장검사]

■ 변잠혈검사

화학물로 스며진 카드를 사용하여 육안으로 확인되지 않는 변내의 숨은 소량의 출혈을 확인하는 검사이다. 대장암 부위의 점막은 출혈이 되기 쉬우나 대장암의 2/3가 주 1회 출혈하므로 연 3일 매일, 한 변에 2개의 표본으로 검사하고 매년 한 번씩 시행한다.

검사가 간단히 시행되며 검사비용이 적고, 민감도가 높으며 위험이 없고, 장청소가 필요없이 집에서도 변 채취가 가능한 장점이 있다. 그러나 출혈하는 다른 질환도 있어 진단적 가치가 적고 검사 전 2~3일간 붉은 고기 섭취, 철분제와 아스피린 복용 등을 금하여야 위양성률을 줄일 수 있다.

변내의 혈액의 출현이 반드시 대장암이나 용종이 있다는 것은 아니나 양성이 되면 대장내시경을 시행해야 한다. 양성결과는 검사자의 2~6%에서 보이고 다음 단계의 검사에서 암 발견은 5~10%에서 확인되었다는 보고가 있다.

최근에 면역화학검사로 변내 헤모글로빈을 찾는 검사방법은 약물 또는 음식의 제한 없이 소량의 변으로 쉽게 할 수 있는 장점이 있다.

※ 변잠혈검사는 암에서 간헐적으로 출혈하므로 음성일 수도 있다.

[대장내시경 검사]

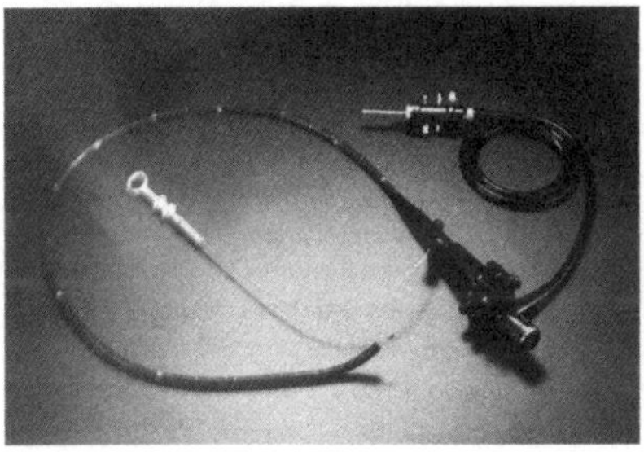

대장내시경 기구

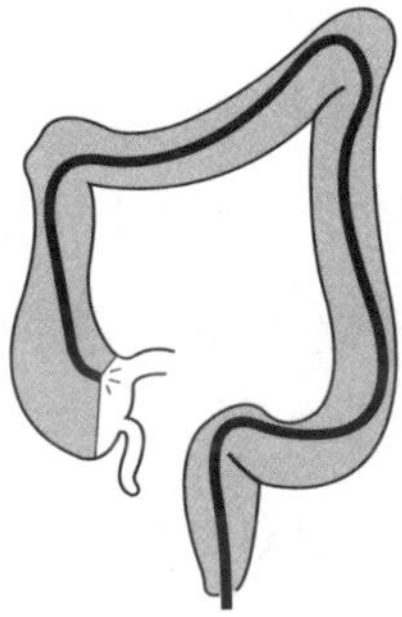

대장내시경검사 범위

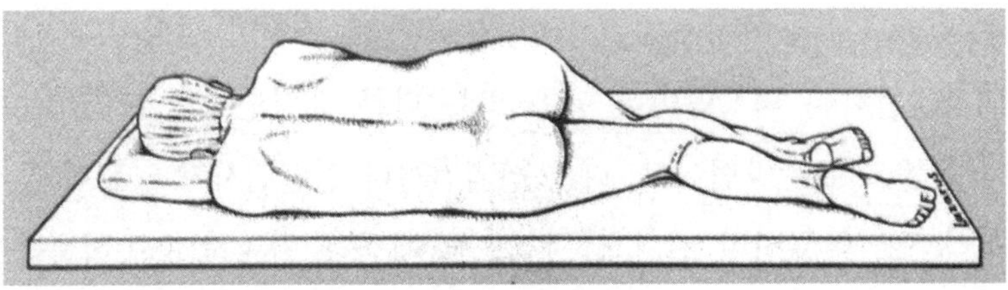

검사받는 자세

■ 굴곡성 S자결장경검사

내시경 끝부분에 비추는 광선전구와 비디오 카메라렌즈와 세척관과 기구통로가 달린 60cm 길이의 가는 굴곡성 결장경으로 직장과 좌측대장의 내면을 보는 검사이다.

S자결장경검사는 외래에서 1~2시간 전 하부관장 또는 강한 설사제로 장세척 후 수면 없이도 10~20분 사이에 비교적 안전하게 시행할 수 있다.

S자결장경검사는 하부대장만 검사하므로, 용종이나 암이 확인되면 상부대장 확인을 위해 대장내시경으로 전 대장을 다시 검사해야 한다. 대장암이나 용종의 60% 이상이 하부대장에서 발생하므로 전체 병변의 반 이상을 발견할 수 있고, S자결장경검사 단독보다는 매년 변잠혈검사와 병용하면 초기 암 발견에 효과적이다.

이 검사는 실제로 선별검사로서의 검사범위가 제한적이므로 대장조영술이나 대장내시경검사 후 또는 수술 후 같은 병변부위의 재검사와 같은 특별한 경우에만 시행한다.

■ 대장내시경검사(colonoscopy)

대장내시경검사는 2m 길이의 내시경으로 전 대장을 육안으로 볼 수 있으므로 굴곡성 S자결장경검사보다 더 완전한 검사이다. 대장내시경검사는 대장암이나 용종 또는 다른 대장병변을 확인하는데 가장 좋은 표준방법이고, 다른 선별검사나 진단검사가 양성이면 추적검사로 이용되며 진단적 생검조직 채취나 치료적 용종적출술을 할 수 있다.

대장내시경검사를 시행할 경우, 약 1주일전부터 미리 항혈소판제제(아스피린, 플라빅스), 항응고제(와파린, 쿠마딘)의 복용을 중단한다.

대장내시경검사 중 점막이 잘 보이도록 모든 변의 제거가 필요하다. 오전 검사를 위해 검사 전날 섬유소가 많은 음식물과 씨앗이 많은 과일과 콩나물을 피하고 저녁에는 음식섭취를 금하거나 또는 경한 음식을 먹고 밤12시 이후 금식한다.

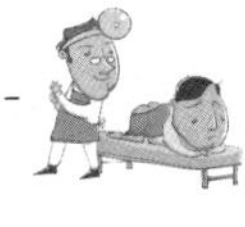

장세척을 위해 경구설사제와 관장제를 사용하는데 4리터 전해질 용액을 2~3시간안에 마시기가 쉽지 않고, 여기에 항문을 통한 관장을 추가하므로 지속적 설사로 인하여 전처치 시행이 불편할 수 있다. 당뇨병환자는 인슐린양의 조절을 문의해야 한다.

수면내시경검사는 외래 내시경실에서 안정제 투여로 반수면 상태가 되나 지시사항에 따르거나 불편감 등을 이야기 할 수 있을 정도로 의식있는 진정상태가 되어야 한다.

검사 중 장폐쇄증이나 해부학적 원인으로 내시경의 진행이 안되면 중간에 중단한다. 검사는 보통 30분가량 소요되나 시행의사의 숙달도나 병변의 형태와 범위, 시행하는 처치에 따라 차이가 있을 수 있다. 수면대장내시경검사 후 기억이 별로 없고 약간의 복부팽만과 동통이 있으나, 이는 검사 중 장팽창을 위해 주입시킨 공기로 인한 것으로 방귀 후 호전된다. 검사 후 회복실에서 1~2시간 안정제 효과가 없어질 때까지 쉬어야 하고 집으로 갈 때 보호자 동반이 필요하다. 오후부터는 정상활동이 가능하나 통증이나 불편감이 지속되면 즉시 연락해야 한다. 용종절제술을 시행했다면 검사 후 따뜻한 음료수를 마시고 저녁에는 연한 음식을 먹고 다음날 정식음식을 먹는다.

대장내시경은 내시경 진행 중 또는 조직절제 중 출혈과 천공의 합병증이 아주 드물게 있으므로 검사를 시행하는 의사는 주의해야 한다. 특히 검사 중 천공이 발생되면 천공부위를 지혈감자의 클립을 사용하여 폐쇄시킨 후 입원하여 며칠 간 금식과 수액요법 및 항생제 투여 등으로 관찰치료하고, 천공이 크거나 몇 시간 후 발견되어 복막염 소견이 있으면 수술적 천공폐쇄술이 필요할 수도 있다. 검사 후 몇 시간 내 복통이나 복부팽만감, 직장내 동통이나 출혈, 열과 떨림 등의 증상이 있으면 합병증이 의심되므로 곧 연락해야 한다.

※ 대장내시경검사를 위한 장청소의 몇 시간 불편은 검사 후 5~10년간 편안함을 가져온다.

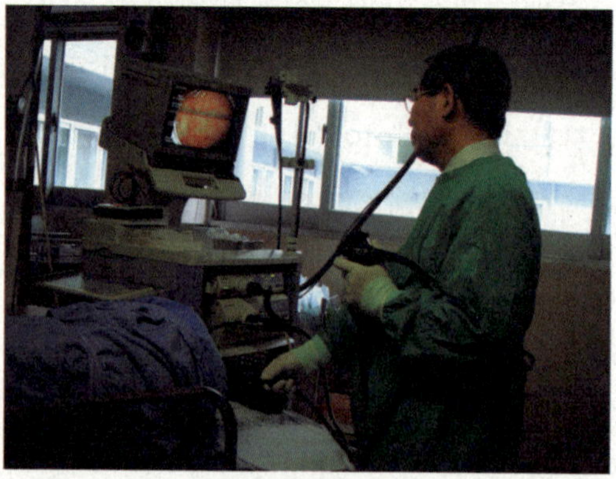

[대장내시경검사 중]

■ 대장조영술

바륨 조영제를 포함한 관장제를 항문을 통해 대장에 넣은 후 공기를 주입하여 확장시켜 대장내벽의 비정상 부위를 이중대조로 간접적으로 찾는 X-선 검사이다.

대장조영술검사는 하루 전 설사제와 관장제로 장세척을 해야 하고, 검사를 위한 안정제 투여는 필요 없고 사진촬영 중 바륨 진입을 위해 체위조절이 요구된다. 대장조영술검사는 비침습적 검사이므로 큰 합병증은 없으나 단지 진단만을 위한 검사로서 조직검사가 안 되며, 전체 진단율은 80%이나 1cm 미만의 작은 용종의 발견율은 60%정도이다.

최근에는 대장내시경검사를 많이 시행하므로 상대적으로 대장조영술검사가 줄어 들었고 대장내시경을 시행할 여건이 안 되면 대장조영술을 시행하는 경향이다.

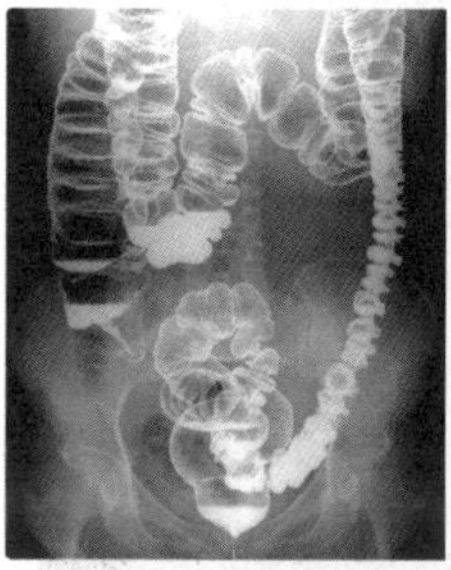

[대장조영술]

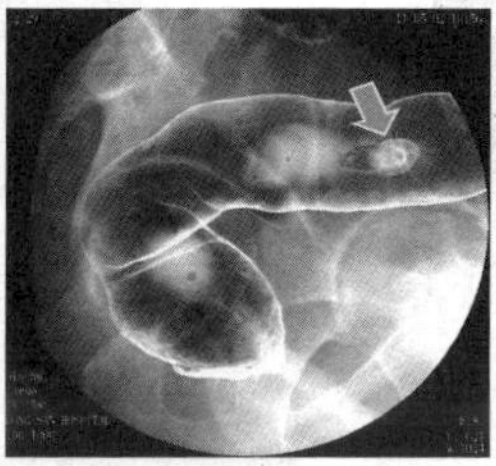

[S자결장선종]

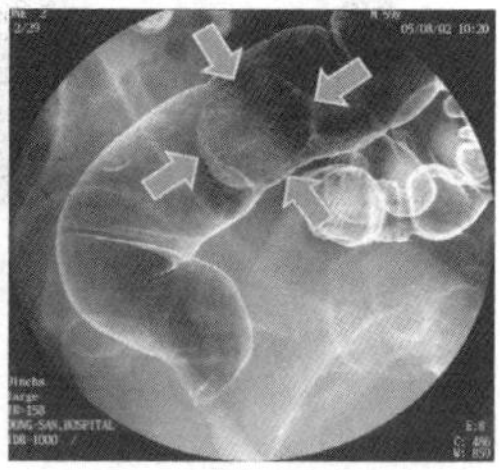

[상부직장암]

■ 가상대장내시경검사 (컴퓨터대장내시경)

가상대장내시경검사는 대장의 전산화단층사진(CT)의 발전된 형으로 장의 내부를 체외에서 볼 수 있도록 한 것이다. 단층사진촬영 후 특수컴퓨터 프로그램을 이용하여 2차원적 X-선 영상과 대장 내부의 3차원적 영상을 만들어 대장내시경처럼 용종이나 암을 찾는 것이다. 이 검사는 장청소를 위한 하루 전 준비가 필요하고 검사시간은 30분 정도이다.

대장내시경으로 진입이 어려운 경우의 상부대장을 볼 수 있고, 대장 바깥쪽 부위의 이상 소견도 발견할 수 있으나, 아주 작은 0.5cm 용종의 발견을 놓칠 수도 있다.

진단적 의의만 있고, 어떤 식의 용종제거나 생검을 할 수 없기 때문에 병변이 발견되면 다시 대장내시경검사를 시행해야 한다. 안정적으로 시행되나 비용이 더 들므로 선별검사의 가치는 적다.

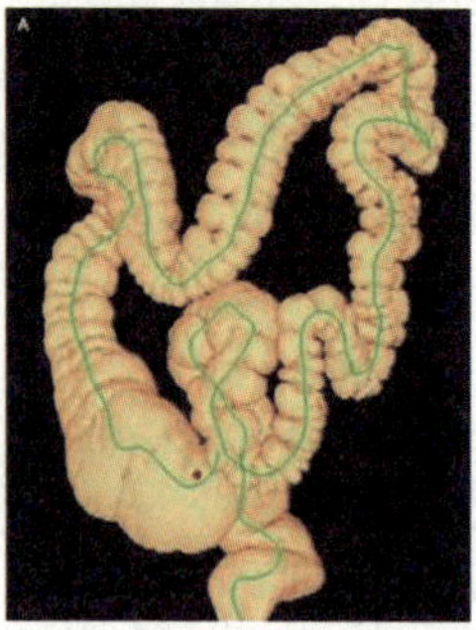

[가상대장내시경검사]

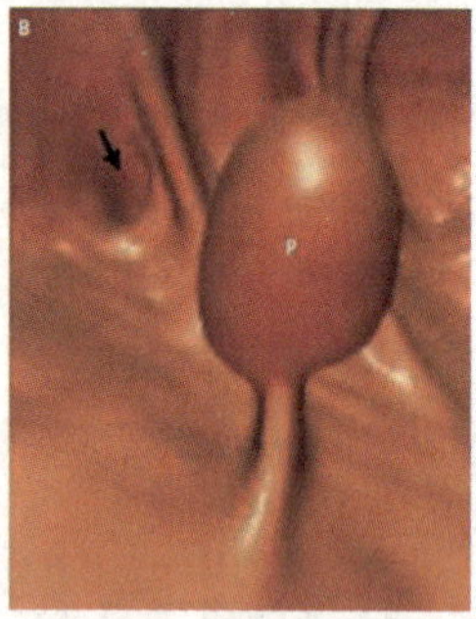

[3차원 영상을 통해 확인된 용종의 모습]

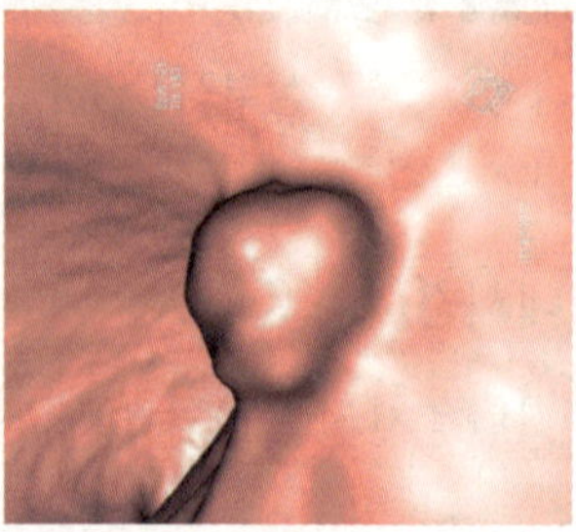

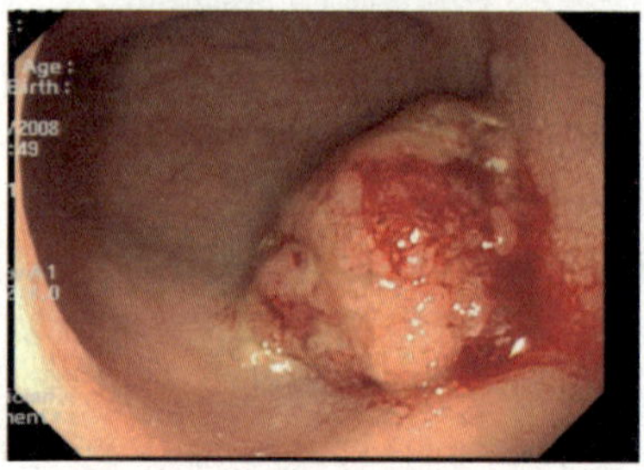

[내시경소견과 비교한 모습]

좌측의 가상대장내시경을 통해 확인된 용종의 모습이 우측의 실제 내시경으로 확인된 용종의 모습과 일치함을 확인할 수 있다.

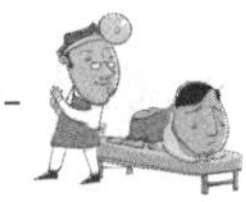

◎ 선별검사의 이점과 제한점

검사	이점	제한점
변잠혈검사	• 대장에 직접 위험이 없음 • 장처치가 필요 없음 • 가정에서 변채취 가능함 • 가격이 저렴 • 임상시험에서 효과가 증명됨	• 매년 한번씩 해야함 • 가양성 결과 가능성도 있음 • 검사전 일정한 음식의 제한이 필요 • 비정상이면 대장내시경 검사가 필요
굴곡성 S자결장 내시경	• 비교적 빠르게 시행할 수 있음 • 비교적 안전 • 조직검사와 용종제거가 가능 • 매 5년마다 시행	• 하부 장청소가 필요 • 대장의 1/3만 봄 • 용종과 암의 2/3만 발견됨 • 드물게 천공과 출혈 가능성이 있음 • 용종암 발견시 대장내시경이 요구됨
전대장내시경	• 대장 전체를 볼 수 있음 • 조직검사, 용종제거가 가능 • 다른 병변 진단이 가능 • 매 5-10년마다 시행	• 전 대장 청소가 필요 • 비용이 듦 • 수면이 더 편함 • 드물게 천공 또는 출혈 가능성이 있음 • 동반자가 필요 • 당일 일상 일에 지장 있음

대장조영술	• 전 대장을 볼 수 있음 • 비교적 안전 • 수면이 필요 없음 • 매 5년마다 시행	• 작은 용종이나 암을 놓칠 수 있음 • 완전 장청소가 요구됨 • 불편할 수 있음 • 가양성 결과 가능성 있음 • 검사 중 용종제거 안됨 • 필요시 대장내시경을 시행해야 함

◉ 대장내시경검사에 대해 의사에게 물어야 할 사항은

- 왜 내시경검사를 권하나
- 누가 내시경검사를 행하나
- 내시경검사를 어떻게 행하나
- 내시경검사를 하기 위해 전처치를 어떻게 하나
- 내시경검사 시행시간은 얼마나 걸리나
- 내시경검사 중 아픈가
- 마취가 필요한가
- 내시경검사의 위험은 무엇인가
- 내시경검사 후 피해야 할 행동은 무엇인가
- 검사결과는 언제 알 수 있는가
- 암이 발견되면 필요한 다른 검사는 무엇인가
- 용종이 발견되면 어떻게 하나

제3장
대장암의 진단

- 대장암의 증상에는 어떤 것이 있는가
- 대장암의 진단은 어떻게 하나
- 대장암의 병기란 무엇인가
- 대장암의 예후는 어떠한가
- 대장암의 진단에 대한 반응과 극복은 어떻게 하나

제 3 장

대장암의 진단

대장암의 증상에는 어떤 것이 있는가

대장암의 증상은 다양하나 암의 진행정도와 생긴 모양 그리고 부위에 따라 다를 수 있다. 해부학적으로 대장의 긴 길이와 큰 직경에 종양의 크기와 연관하여 대장암의 초기에는 증상이 없을 수도 있고, 때로는 암이 진행되었으나 증상을 별로 느끼지 못할 수도 있는데 증상 발생 후 곧 검사해 보면 의외로 진행된 경우도 있다.

어떤 환자는 모호한 복통, 복부팽만감, 흔한 방귀, 변비와 설사의 장운동변화, 혈변, 경한 피로감 등 비특이적 증상을 호소하는데 이런 증상은 위궤양, 담석증, 대장염, 치핵, 신경성 장증후군, 게실염, 식중독 등으로도 생기므로 일찍 확진하지 않으면 대장암에 대한 조기 처치를 놓치는 수도 있다.

대장암의 증상은 암이 어느 부위에 있는지에 따라 다르게 나타난다. 우측 대장암은 우측복부 동통, 숨은 장출혈에 의한 빈혈과 피로감, 우측복부 종괴촉지 등의 증상을 보이며, 좌측 대장암은 좌측복부 동통, 변비와 설사가 반복되는 배변습관의 변화, 오심과 구토 등의 증상을 보인다. 직장암은 직장출혈, 작은 변굵기와 변비, 잔변감 등을 일으킨다. 항문암은 적은 출혈, 항문강 내 압박감과 동통, 소양증, 분비물 그리고 종괴 등이 있다.

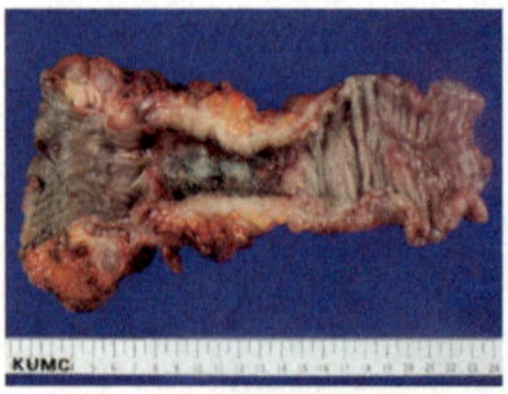

[직장암]
(복회음부절제술)

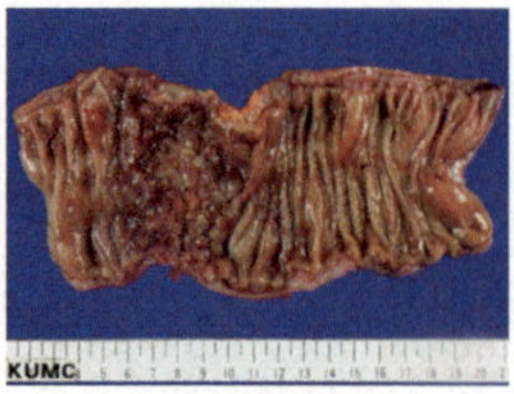

[S자결장암]
(전방절제술)

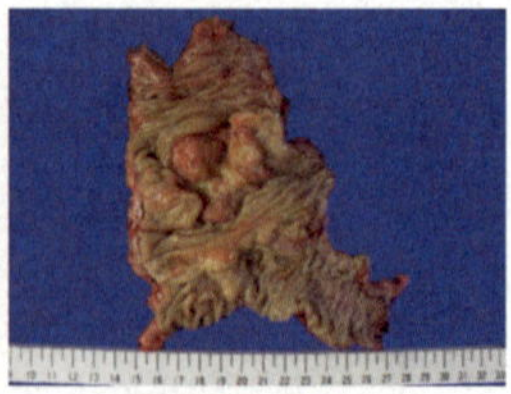

[상행결장암]
(우측결장절제술)

〈 절제된 대장의 종절개상 육안소견 〉

※ 증상이 없다고 대장암에 안전한 것은 아니고 증상이 나타나기를 기다리는 것도 잘못된 생각이다.

〈 우측대장암, 좌측대장암, 직장암의 증상의 차이점의 비교 〉

우측 대장암	좌측 대장암	직장암
• 주목할만한 증상이 적고 비 특징적이다.	• 주목할만한 증상이 많이 보인다.	• 주목할만한 증상이 일찍 보인다.
복부동통 (++) 식욕부진 (++) 체중감소 (++) 피로감(++) 빈혈 (++) 우측복부 종괴촉지 (++) 폐쇄증상 (+) 배변습관의 변화 (+)	배변습관의 변화 (+++) 복부동통 (++) 폐쇄증상 (++) 항문출혈 (++) 식욕부진 (+) 체중감소 (+) 빈혈 (+)	항문출혈 (+++) 잔변감 (++) 가는 변 (++) 변회수 증가 (++) 점액변 (+) 직장동통 (+)

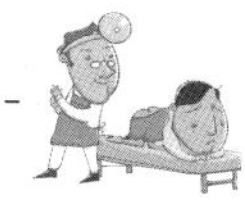

※ 배변습관의 변화가 대장암의 가장 흔한 증상이다.

※ 증상에 대해 의료진에 솔직하라.

※ 변비 자체가 대장암발병의 위험요소는 아니다.

40세 이상의 성년에 대장암의 가장 흔한 증상인 직장출혈이나 2~3주 동안 주 2~3회의 변비나 매일 2~3회의 설사의 배변습관, 또는 지속적 피로가 있으면 반드시 원인조사가 필요하다.

대장암에서의 부위에 따른 혈변의 양상의 차이는 직장에는 대변 표면에 피가 묻는 경향이고, 좌측대장에는 피가 변에 섞여 나오며, 우측대장에는 출혈이 서서히 일어나 변과 섞이기 때문에 빈혈양상이 나타난다.

좌측대장암은 좌측대장의 직경이 적고 변 자체가 건조하며 또 암 자체도 둥글게 성장하는 경향이라 결장의 폐쇄가 쉽게 되어 변비와 설사의 배변습관 변화가 잘 온다. 직장암은 배변시 출혈, 가는 변, 배변 후의 불편함 등의 주증상이 나타난다.

대장암이 진행되면 암 종괴에 의한 장폐쇄 증상이나 천공에 의한 복막염 증상을 나타낼 수 있고 골반내의 방광, 자궁 또는 질로 침투되면 그 장기의 손상에 따른 증상이 있을 수 있고 간이나 폐 등으로 원격전이 되면 그 장기의 기능부전 증상도 나타날 수 있다.

간 전이가 처음 진단시 10~20% 전후로 보고되고 있고, 원발부위 수술치료 후에 추적기간 동안 40~50%에서 간 전이가 발생하는 것으로 보고되고 있다.

■ 치핵(치질)과의 상관관계

치핵은 항문관내 점막하층에 혈관성 큐션조직의 변형이 와서 연한 혈관성 종괴를 형성하여 출혈이나 점막탈출 등의 증상을 보이는 질환이므로 대장암과 치핵은 별개의 병이고 상관관계가 없다. 보통 대장의 항문출혈 원인으로는 치핵, 치열, 대장암, 대장용종, 대장염, 대장게실염, 대장벽혈관이상 등이 있으나 치핵과 직장암 또는 직장선종이 가장 흔하고 감별이 꼭 필요하다.

항문출혈이 있으면 너무 쉽게 치핵으로 짐작하여 방치하거나 반대로 암으로 지레 짐작하여 너무 걱정하는 수가 많다. 문제는 암을 치핵으로 생각하여 무시하였다가 진행된 후 진단되어 조기치료 기회를 놓치는 것이다.

출혈양상을 보면 내치핵 출혈은 선홍색으로 휴지에 묻거나 변기내로 뚝뚝 떨어지는 양상이고 암 출혈은 대변 주위에 묻거나 변과 섞여 검붉은 색깔을 띈다. 내치핵은 배변 중 탈출양상이 동반되나 암은 변비 증세나 직장내 불편감이 있을 수 있다. 진찰의사는 반드시 수지직장검사와 S자결장경검사로 두 병을 확진시켜 주어야 한다. 항문암과 외치핵은 종괴돌출의 소견이 같을 수 있는데 모양과 견고성의 차이가 있고 조직검사로 구별해야 한다.

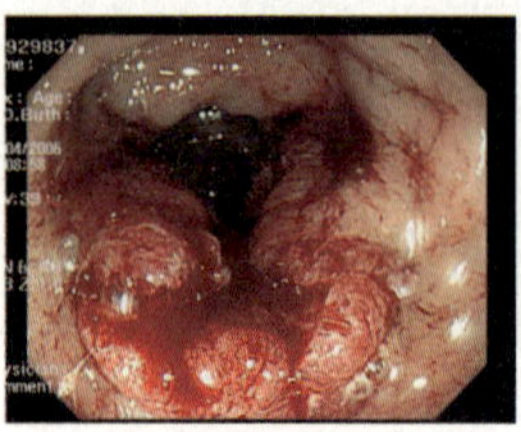

[직장암]

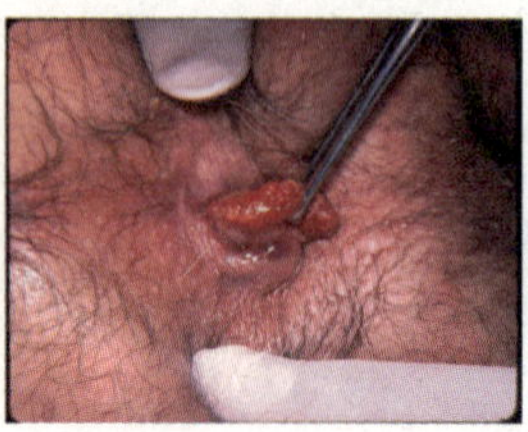

[융모성선종]

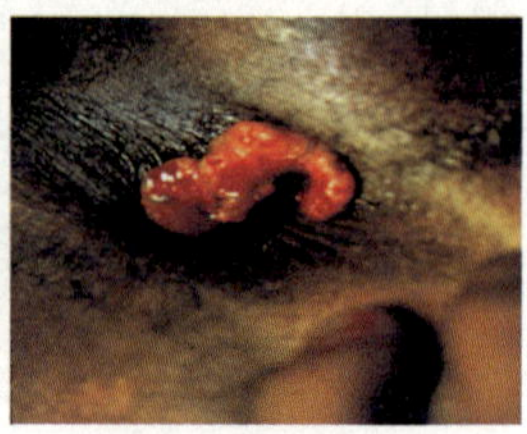

[항문암]

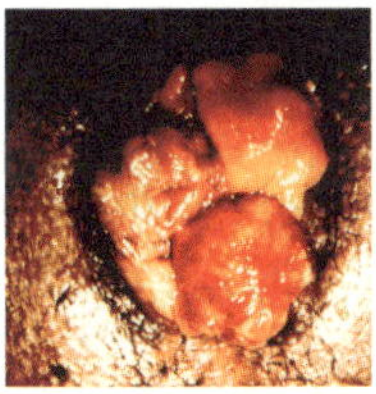

[내치핵]

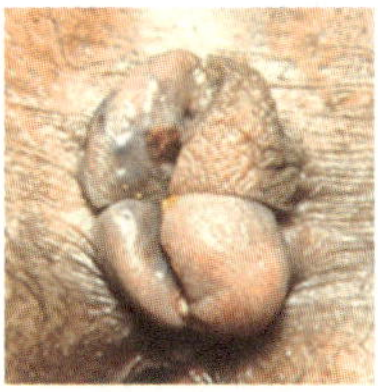

[외치핵(혈전형)]

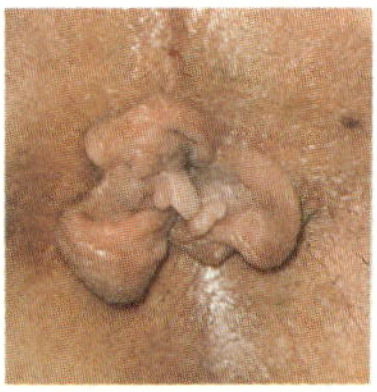

[외치핵(피부꼬리형)]

■ 환자는 의사에게 증상을 말할 때

- 어떤 종류의 증상이 있는지, 어떤 소견이 보이는지
- 증상이나 소견이 시작된 시기는 언제부터인지
- 몸 어느 부위에 있는지
- 증상이 얼마나 지속되는지 등을 이야기해야 한다.

※ 항문에 생긴 종양은 대장에 생긴 종양과는 증상이나 치료에 차이가 있다.

대장암의 진단은 어떻게 하나

환자가 대장암을 의심할 만한 증상을 가졌다면 또는 선별검사에서 대장암이 의심되는 소견이 있다면 확실한 진단을 위한 여러가지 검사를 단계적으로 시행해야 한다.

- **환자의 병력과 가족력의 조사** : 용종과 대장암
- **신체검사** : 복부촉진 및 직장수지검사

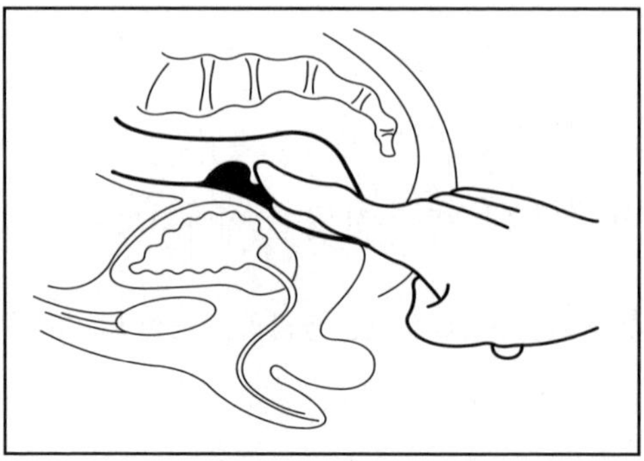

[직장암의 수지검사]

- **혈액검사** : 백혈구와 적혈구의 수, 간 기능, 신장 기능
- **종양표식자검사** : 혈청 암태아성항원(CEA)이 대장암 수치로 알려져 있으며 진행성 대장암의 80% 정도에서 상승된다. 정상치는 혈청 1ml당 5ng(nanogram) 이하이다. 다른 장기의 암, 간질환, 폐질환, 흡연, 대장염 등에도 상승될 수 있으므로 선별검사로나 진단검사로서 의미는 적고, 대장암치료 후 추적과 재발 발견을 위해 주로 이용된다. CEA가 지속적으로 상승하는 경우 국소재발이

나 원격 전이에 대한 검사를 시행하여야 한다.

- **내시경검사** : 대장내시경이나 S자결장경으로 용종제거술 또는 조직생검을 시행하며 조직검사로 암을 확인할 수 있다.
  - **강직성 S자결장경검사** : 검사 전 30분내 관장제로 하부 장세척을 한 후 외래검사실에서 비추는 전구와 공기주입주머니가 연결된 25cm 길이의 직선형 S자결장경으로 구불결장까지 보는 간단한 검사이다. 하부대장만 검사하는 단점이 있으나 대장암의 반 정도가 이 부위에 있으므로 진단적 가치는 크다. 강직성 S자결장경검사로 이상이 있으면 전체 대장내시경을 다시 시행해야 한다. 드물게 검사 중 장의 천공이나 출혈이 있을 수 있다.

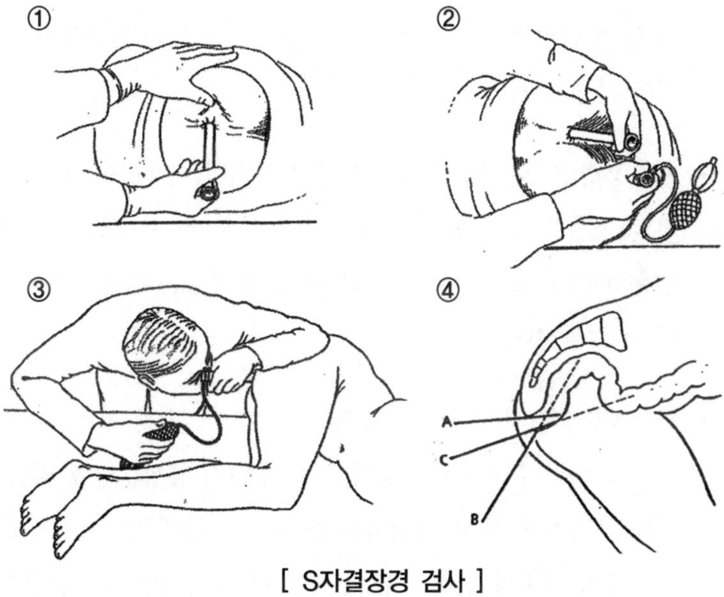

[S자결장경 검사]

(죤 골리거의 "항문, 직장과 결장 외과학"에서 그림 인용)

① 25cm 길이의 S자결장경을 항문을 통해 직장내 삽입
② 결장경 끝에 달린 전구를 밝힐 전기선과 공기주머니를 S자결장경에 연결
③ 시야가 잘 보이도록 공기주머니로 공기를 넣어 장내를 팽창시키면서 S결장까지 의 점막을 관찰함
④ S자결장경의 진입방향
 · A : 하부직장내 · B : 상부직장내 · C : S자결장내

- **영상검사** : 대장조영술, 가상대장내시경검사, 전산화단층검사(CT), 직장초음파검사(ultrasonogram), 자기공명영상검사(MRI), 양전자단층검사(PET) 등이 있다.
  - **전산화단층검사** : X-선을 사용하여 체내 연조직의 횡단면적의 상세한 상을 많이 만들므로 대장암의 침투정도와 림프절 전이, 간과 폐, 복강 등 원격부위의 전이소견이 잘 나타나 수술 전 암의 범위를 알 수 있다. 가장 많이 사용되는 검사이고 조영제를 사용한다.
  - **자기공명영상검사** : 방사파와 강한 자기를 이용하여 체내 연조직의 영상을 만든다. 조영제를 사용하지 않는 이점은 있으나 비용이 더 들고, 간 부위와 골반부위의 영상은 전산단층사진보다 더 정밀하다.
  - **양전자단층검사** : 체내에 숨은 암을 찾기 위해, 또는 다른 영상검사에서 이상 부위가 암에 의한 것인지 양성병변에 의한 것인지 구별이 안될 때 시행하는 검사로서, 암세포는 세포분열이 왕성하여 포도당 섭취를 많이 하기 때문에, 양전자동위원소를

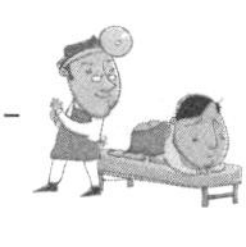

부착한 포도당을 체내 주입하여 방출되는 방사선을 영상으로 찍어 암을 발견한다. 한 번에 전신을 확인할 수 있는 가장 예민한 검사이나 수술 전 진단검사로는 고가인 단점이 있다.

- **직장초음파검사** : 끝에 초음파가 장착된 가늘고 긴 관인 내시경을 이용하여 음파가 종양영상을 생산한다. 직장암의 장벽침투 깊이와 림프절 전이를 확인하는데 전산화 단층사진보다 더 정확하고 간단하다.

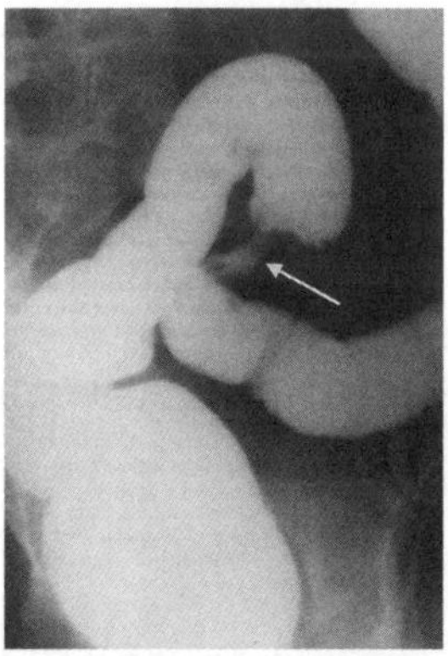

[대장조영술에서 확인 된 S자 결장암 (협착 소견)]

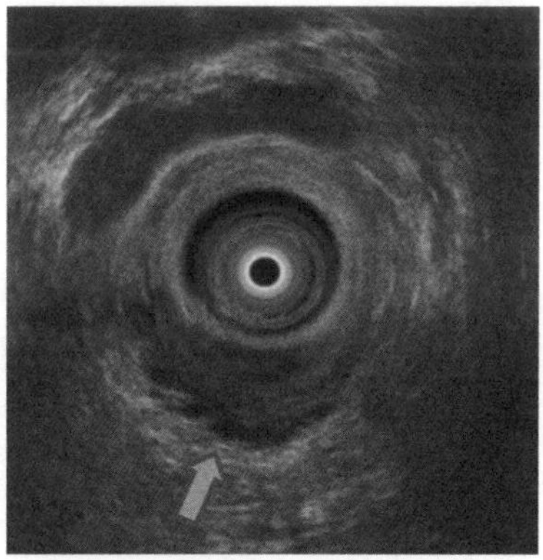

[직장초음파에서 보이는 직장암]

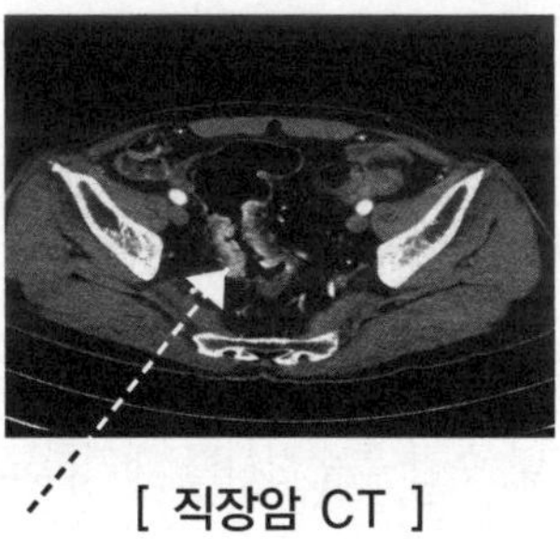

[직장암 CT]

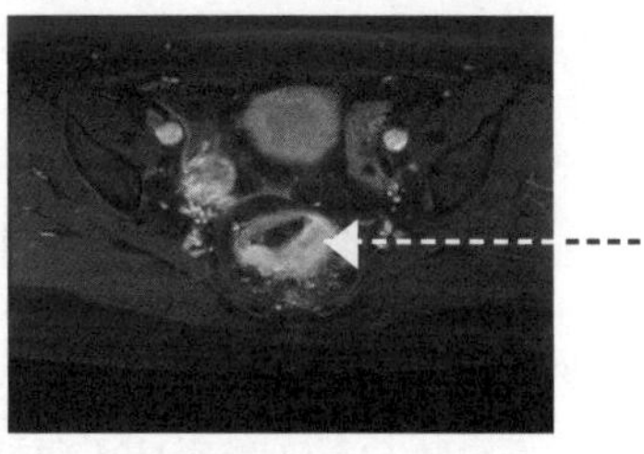

[직장암 MRI]

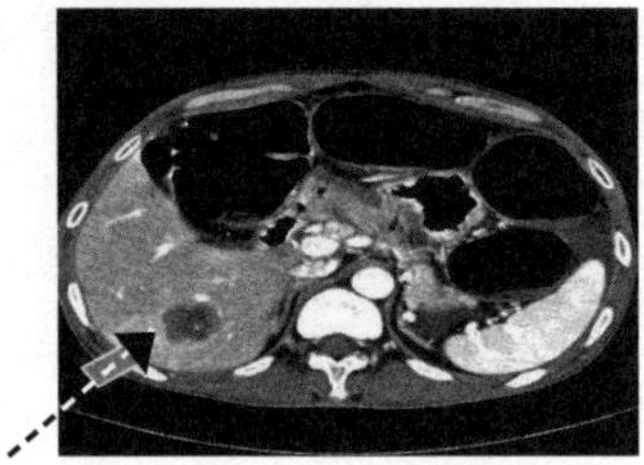

[간 전이 CT]

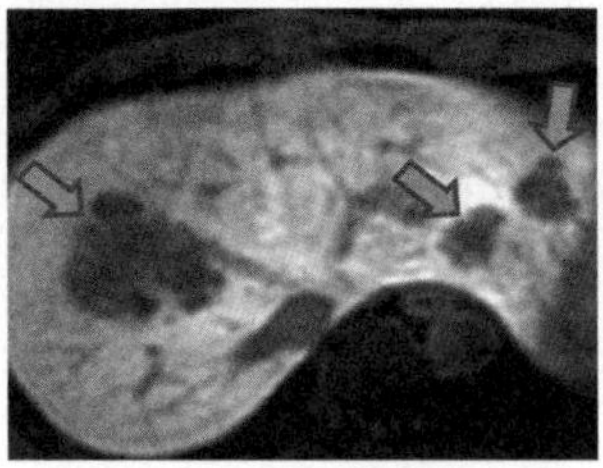

[간 전이 MRI]

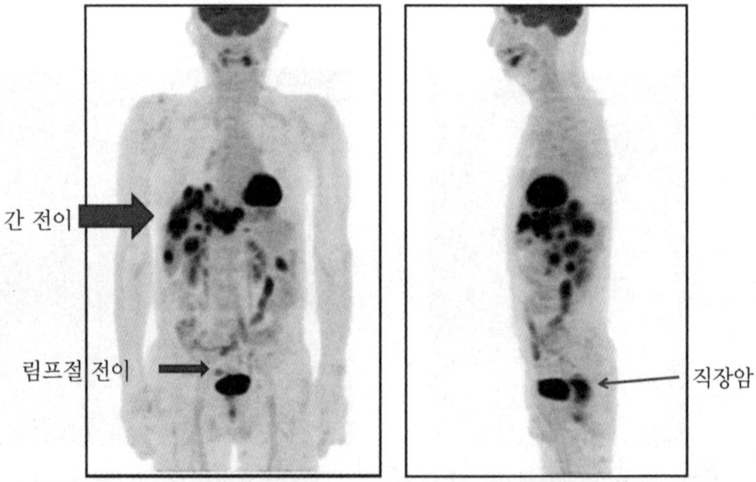

[정면사진]　[측면사진]

[직장암 간 전이 PET사진]

※ 영상검사는 진단이나 치료를 위해 암의 위치, 암의 크기, 주위조직 침투 그리고 원격전이를 알기 위해 반드시 시행해야 한다.

※ 암진단이 늦어지는 이유로는 증상무시나 두려움으로 인한 환자의 지연, 진찰상 오진으로 의사에 의한 지연, 몇 주간 특수검사를 대기하느라 초래된 병원에 의한 지연 등이 있다.

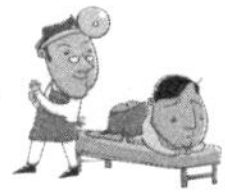

대장암의 병기란 무엇인가

병기란 암이 조직이나 장기로 얼마나 멀리 퍼졌는가 하는 범위를 말하는 것으로서, 대장암의 치료결정과 예후평가에 가장 중요한 요소이다.

병기결정은 진찰, 조직검사, 영상검사, 그리고 수술의 결과에 의존하는데 두 가지가 있다. 임상적 병기는 수술 전 각종 검사에 의해 의사가 간접적으로 예측하는 것으로 치료결정에 중요한 요소이고, 병리적 병기는 수술 중 발견된 소견과 수술로 절제된 조직의 현미경 검사에 의해 결정되고 최종 병기를 확실하게 한다.

암은 장벽조직, 림프계, 혈관으로 퍼지기 때문에 병리적 병기는 원발부위 종양(tumor, T)의 장벽침투 깊이, 림프절(lymph node, N) 전이 유무, 원격 전이(metastasis,M) 유무의 세 가지로 결정하여 분류한다. 즉 종양의 장벽침투가 깊을수록, 림프절 전이 개수가 많을수록, 원격 전이가 있을수록 예후가 더 나쁘고 그 중 개별적 요소로는 원격 전이 유무가 예후에 가장 영향을 미친다.

병리적 병기 결정에는 영국의 듀크(Duke)씨가 처음 고안한 분류법을 수정한 A, B, C, D 분류나 미국 암 합동위원회의 TNM 분류법의 I, II, III, IV 분류를 사용한다. 분류법은 거의 유사하나 수정된 듀크씨 A, B, C, D 분류는 대장암에서만 통용되지만, 미국 암 합동위원회의 TNM 분류법은 다른 소화기 암에도 사용되므로 최근에는 이를 국제통용 병기 분류로 더 흔히 사용하는 경향이다.

○ 병기

- 수정된 듀크(Duke)씨 분류법

A : 암이 대장벽내(근육층)에 머무른 상태, 림프절 전이는 없음

B : 암이 대장벽(장막층)까지 도달했지만 림프절 전이는 없음

C : 림프절 전이가 있음, 원격 전이는 없음

D : 원격 전이가 있음

▪ 미국 암 합동위원회 TNM 분류법

0기 : 암이 대장의 점막에만 발견되는 극히 초기 암이다.

Ⅰ기 : 암이 대장벽을 점막하조직 또는 근육층까지 침투한 것으로 림프절 전이나 주위의 다른 장기에 퍼진 것은 아니다.

Ⅱ기 : 암이 대장벽의 근육층을 통과하여 침투했으나 림프절까지 퍼진 것은 아니다.

Ⅲ기 : 암이 대장벽 침투정도에 상관없이 림프절까지 전이되었으나 체내의 원격장기에 전이된 것은 아니다.

Ⅳ기 : 암이 대장에서부터 체내의 원격장기 즉 간, 폐, 골, 복막, 뇌 등에 전이되었다.

[대장암 진행상태 관여인자]

대장벽 침투 정도	림프절	원격 장기
T0 : 점막층 T1 : 점막하층 T2 : 근육층 T3 : 근육층 통과 T4 : 장막층 통과	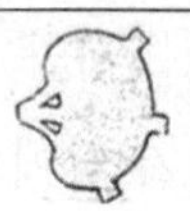 전이(–) 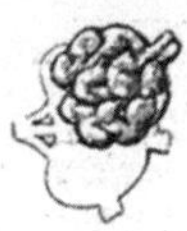 전이(+)	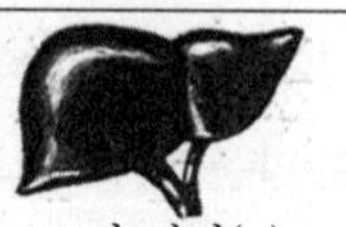 간 전이(–) 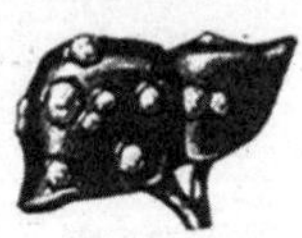 간 전이(+)

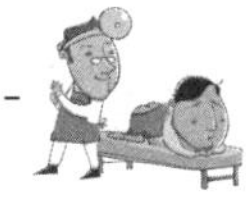

〈 TNM 병기 〉

병기	원발 암 침투	림프절 전이	원격 전이
0	점막	(−)	(−)
Ⅰ	T1, T2	(−)	(−)
Ⅱ	T3, T4	(−)	(−)
Ⅲ	장벽침투 정도와 무관	(+)	(−)
Ⅳ	주위 장기로	(+, −)	(+)

[아스트러-콜러씨의 듀크 수정 병기]

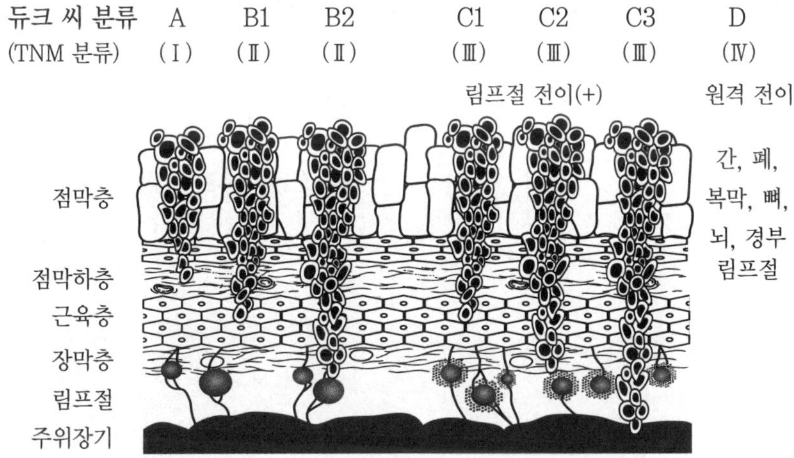

저자가 절제술을 시행한 대장암 환자 862명의 병기 분포(2009년)

병기	0	Ⅰ	Ⅱ	Ⅲ	Ⅳ
%	1.4	19.7	30.4	39.6	9.0

- 이 분포율은 듀크씨 A, B, C, D 분류의 분포율과 일치하였다.
- Ⅲ기와 Ⅳ기의 합이 거의 50%로 진행암이 많았으므로 예후에 큰

영향을 미쳤다.

- B1에서 림프절 전이(C1)율은 16% 였으나 B2에서 림프절 전이(C2)율은 54%로 상승하였다.

○ 대장암의 분화도란 무엇인가

암 조직의 현미경 검사에서 암세포의 형태나 활동의 성숙 정도인 분화등급으로 암의 행동과 공격성질을 예측 할 수 있다. 등급은 암 조직이 얼마나 정상조직과 비슷한 모양인가에 따라, 정상조직과 유사하면 고분화도이고 1~2급으로 분류하고, 많이 다르면 저분화도이고 3~4등급으로 분류하며 더 공격적이어서 빨리 성장한다. 분화도가 치료예후와 생존율에 영향을 미치므로 저분화 암에는 수술 후 보조치료의 필요성이 대두된다.

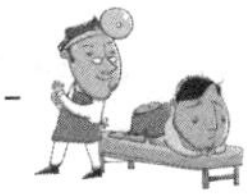

대장암의 예후는 어떠한가

예후는 병 진행의 과정에 병이 회복되거나 재발할 가능성을 의미하고 완치될 수 있는지 또는 얼마나 오래 살 수 있는지의 기간으로 표시한다. 예후를 아는 것은 장래계획이나 더 좋은 치료결정을 하는데 도움을 준다.

예후에 관여하는 인자로는 암 병기와 암 분화도가 가장 중요하고 그 외 대장의 천공이나 폐쇄의 동반여부, 연령, 환자의 전반적 건강상태, 치료에 대한 반응 여부 등이 있다.

병기가 높을수록, 암세포 분화도가 나쁠수록, 보조치료가 힘들고 다른 질환과 심한 증상이 흔한 고령자 또는 암세포의 활동이 왕성하고 조기진단이 늦을 수 있는 젊은 연령층일수록 예후가 나쁠 가능성이 많으나, 예후는 예측일 뿐 확실한 보장은 아니다.

예후는 평균적인 것이지만, 각자의 예후는 독특하고 다양하며 시간이 지나면 변할 수도 있다. 대체로 진단 후 5년간 생존하는 율(%)로 표시한다. 치유(완치)라는 말은 암에서는 사용하기 어려운 단어로 진정한 치유인지는 처음에는 잘 모른다. 오히려 '재성장 안 한다', '장기간 생존 한다', '병의 근거가 없다'는 말로 표현하는 것이 좋다.

예후를 향상시키는 조건은 조기발견, 병소의 완전절제, 재발 발견 후 적절한 치료 및 추적관찰 등에 의한 생존기간의 연장 등이다. 보통 대장암의 예후를 5년 생존율로 표시한다면 전체적으로 60~70%를 보이고 병기 별로는 I기는 90% 이상, II기는 80%, III기는 60~70%, IV기는 10% 미만이고 직장암이 결장암보다 약간 불량할 수 있다.

 # 국내에서 근치적 수술 후 5년 생존율은 전체 76.2%로 Ⅲ기 78.9%, Ⅳ기 31.5%, 전체 3년 무병 생존율은 85%였다는 좋은 성적의 보고가 있다.

 # 한국 암등록협회의 대장암 5년 생존율은 2000년도 58%, 2005년 66.1%, 2009년 70.1%로서 현재 구미의 보고와 비슷한 성적을 보이고 있다.

※ 암 치료 후 5년까지 재발 없이 건강하다면 완치 되었다고 볼 수 있다.

○ 예후에 관여하는 요소들

- 병기 – 가장 중요하고, 숫자가 올라갈수록 나쁘다.
- 나이 – 노인층에 나쁘다.
- 종양병리 – 저분화도, 혈관 림프관과 신경의 침범시 나쁘다.
- 종양크기 – 영향이 비교적 적다.
- 수술 절단면 암 침범 여부 – 절단면 침범시 나쁘다.
- 전체 건강 – 동반질환이 많을수록 나쁘다.
- 혈청 암태아성항원(CEA) – 수술 전 많이 증가되었던 수치가 수술 후 감소되지 않을 때 나쁘다.

◉ 대장암 진단을 받은 후 의사에게 물어야 할 사항

- 어떤 종류의 대장암인가
- 어느 부위인가
- 확실한 병리검사 결과는

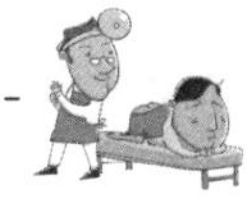

- 병기는 무엇인가
- 다른 장기로 퍼진 것은
- 다른 검사가 더 필요한가
- 어떤 치료가 필요한가, 수술 후 보조치료가 필요한가
- 수술 후 더 치료할 필요가 없다면 앞으로 어떻게 하나

대장암의 진단에 대한 반응과 극복은 어떻게 하나

대장암 진단을 처음 받는 환자는 대장이 자기 신체 중 가장 중요한 부분같이 느낀다. 의사는 환자의 대장에 대해 많은 질문과 다양한 검사 등으로 더욱 집중적으로 조사할려고 할 것이다. 그러나 건강은 몸의 한 부위에 대한 것이 아니고 전체에 관한 것으로 암은 몸 전체와 삶의 전부 즉 사회적 생활, 감정적 행복, 정신적 상태, 종교적 태도에 영향을 주므로 전 부분에 관심을 기울여야 더 잘 극복할 수 있고 삶의 질을 잘 유지 할 수 있다.

암에 대한 관심과 반응이 사람마다 다르듯이 극복에 대한 방법도 각자에 가장 잘 맞는 것을 발견할려고 노력해야 한다.

"당신은 암에 걸렸다"라고 듣는 것은 우리 어느 누구에게나 가장 힘들고 놀라운 경험 중의 하나이다.

많은 사람들은 의사로부터 암 진단을 듣고는 다음과 같이 느꼈다고 한다.

- 너무 놀라서 멍하였다.
- 의사가 진단을 실수하였다고 생각했다.
- "왜 내가?" 화가 났었다.
- 앞으로의 건강과 기회의 상실 생각에 슬펐다.
- 진단에 대한 자책감으로 후회스러웠다.
- 앞으로의 치료, 통증, 죽음에 대해 두려웠다.

- 앞으로 가족은 어떻게 되나? 치료비는? 등 걱정이 되었다.
- 슬픔이나 고민이 지속되면서 우울해졌다.
- 갑자기 주위로부터 움츠려지고 삶으로부터 멀어지는 것 같다.

이와 같은 불신, 부정, 분노, 슬픔, 자책감과 후회, 공포, 근심과 우울, 격리감 등의 감정을 차례로 또는 혼합되어 동시에 경험한다.

처음의 암 진단에 대한 불신과 부정은 상황을 잘 알게 되면서 사라지고, 막연한 또는 특정적인 분노는 너무 오래 끌지 않고 잘 조정하면 삶과 치료에 건설적으로 작용할 수 있다. 상실과 절망으로 약해진 마음, 잘못된 생활습관에 대한 자책, 후회 등은 일단 진단을 인정하고 극복하기 위한 단계를 취하면서 차츰 줄어들 수 있다. 격리감은 주위 가족과 친구가 있고 암 생존자와 암 환자가 많이 있으니 움츠러들지 않고 활동적인 삶을 가지면서 줄여야 한다.

대장암의 생존율이 65% 이상 된다는 사실을 알면 두려움이 줄 수도 있는데, 암 환자의 25%에서 보이는 지속적 근심과 우울이 생각과 감정을 지배하면 삶이 어렵기 때문에 증상이 나타나면 약물과 상담치료가 필요할 수 있다.

암 진단 후 감정적으로 불쾌하고 생소하고 고통스러운 것은 정상이므로 일찍 다스리는 것이 암을 이겨내는데나 환자의 행복안녕에 중요하다. 우리의 성격이 다르듯 암 진단에 대해 각자의 방법으로 다르게 반응하는데, 옳고 그른 것이 없다. 감정극복을 위해서 하고 싶은 대로, 자신에게 맞도록 하라.

대장암을 가진 많은 환자들이 공통으로 가지는 경험이 있다. 다른 환자들이 그러한 경험을 어떻게 처리하는가, 대장암에 따른 어려운 문제나 감정을 어떻게 처리하는가를 아는 것이 도움이 될 것이다. 암 진단에 적응되면 전과 다른 감정으로 변화되고 암 진단이 삶에 새로운 통찰력과 또 다른 전망을 유도할 수 있다.

○ 대장암 진단시 처음 직면하는 문제는 무엇인가

의사로부터 암에 대한 말을 들었을 때 환자의 마음은 많은 상상, 생각, 감정으로 차고 멍하고 위축될 것이다. 그러나 정보와 의료진의 지도로써 부정적 생각과 감정을 조정하여 암을 극복하는데 자신 있게 나아가야 한다.

암 진단후 이를 극복하기위하여 살아가는 과정은 암의 실질적 영향, 감정적 영향에 맞서는 방법을 배우고 수술 및 내과적 치료로 암을 치료하는 방법을 배우는 것인데, 암 진단후 직면하는 문제점을 효과적으로 해결하여 암에 의한 근심을 낮추고 삶의 질을 증진시키는데 정신을 집중한다면 치료를 더욱 효과적으로 시행할 수 있을 것이다.

암 진단 후 직면하는 문제

- 의료진 선택에 대한 결정
- 의료진과 가족, 친구 간의 연락
- 암에 대한 개인적 지식 습득
- 긴장을 줄이고 삶의 질을 증진시키는 방법
- 가족과 돌보는 자의 관심
- 가정치료
- 재정, 보험, 고용문제

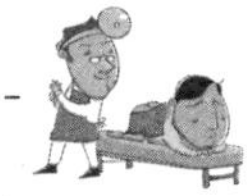

• 믿음과 희망 가지기

○ 대장암의 치료 결정단계의 문제는 무엇인가

대장암에 대한 가장 좋은 치료결정을 하기 위해서는 의학적 치료에 대한 지식을 갖는 것이 중요한 단계이다.

• 치료에 대해 다른 암 전문의사의 의견을 구한다.
• 적절한 의사를 선택한다 : 의사의 경험과 기술, 의사의 인간성
  – 듣고 설명하고 이해하는 의사
• 병원을 정한다 : 위치, 보험혜택 관계
• 외부로 얻는 지식을 담당의사와 직접 토론한다.
• 최종 결정은 의료팀의 보조로 본인이 직접 택한다.

※ 암 진단이 삶을 멈출 수는 없다.
과도한 두려움으로 인하여 암이 환자의 생활을 제한하도록 하지말고, 매일 최선을 다해서 충족하게 살도록 애쓴다.

제4장
대장암의 치료선택

- 환자에 잘 맞는 의료진 체계는 어떻게 구성되는가
- 대장암의 치료는 어떻게 하나

제 4 장

대장암의 치료선택

환자에 잘 맞는 의료진 체계는 어떻게 구성되는가

대장암 진단을 받는 것은 엄청난 경험이므로 의료체계를 잘 아는 것은 중요한 문제이다. 자격 있는 유능한 건강관리팀을 만나는 것은 대장암치료와 회복에 긍정적 기회를 증가시킬 수 있다. 의사, 간호사, 사회사업가, 그리고 상담자 등 많은 전문가들은 환자의 암을 개인별로 적합한 방법으로 치료하도록 계획하고, 환자의 감정적 요구를 듣고 삶의 질을 증진시키는데 중점을 둔다.

환자는 치료 받기를 원하는 만큼 치료에 대해 많은 책임을 져야 한다. 본인의 소중한 몸인 만큼 환자는 자신이 받아들일 만한 어떤 치료와 과정을 결정할 권리가 있다.

○ 의사의 선택

암 진단 후 곧 환자는 외과의사나 종양내과의사를 선택해야 하는데 이는 의사의 침상태도뿐 아니라 그들이 부여하는 치료의 질과 숙련수준이 다르기 때문에 대단히 중요한 결정이다. 환자는 대장암치료에 숙련가이고 의논하기 쉽고 믿을 수 있는 의사를 택하기를 원할 것이다. 좋은 의사를 선택하는 것은 그 관계가 치료 후부터 장기 추적까지 지속되기 때문에 다가 올 오랜 기간 동안 환자에게 큰 이득이 될 것이다.

- **좋은 외과의사나 종양의사를 발견하기 위한 첫단계는 먼저 환자가 의사에게 무엇을 원하고 무엇이 필요한지를 결정하는 것이다.**

□ 특히 의사가 가져야 할 자질에 대해 생각해야 한다.

대장암에 경험이 많거나 전문적인 의사가 필요하다. 특히 직장암 수술은 기술적으로 더 힘들고 영구적 인공항문의 보유여부 결정 때문에 대장암 수술 전문의사의 선택이 더욱 중요하다.

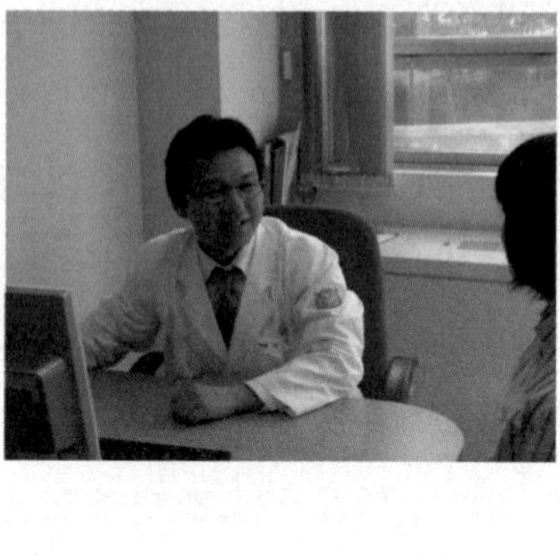

□ 의사가 환자에게 행하는 진료행위의 태도와 심성도 생각해야 한다.

– 의사가 환자에게 질문할 기회를 주는가

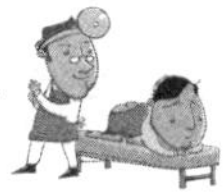

- 의사가 환자에게 귀를 기울이는가
- 환자의 질문에 편안히 답변하는 것 같은가
- 환자가 이해할 수 있는 방법으로 이야기 하는가
- 환자를 존중하는 것 같은가
- 의사가 환자에게 여러가지 치료법에 대한 우선권을 묻는가
- 의사가 충분한 시간을 환자에게 배려하는 것 같은가

○ 암수술 외과의사의 자질에 관한 문구

- 절도 있고 신중한 성격.
- 지적이고 분명하고 온유한 성격.
- 도전적이고 용감하되 너무 무모하지 않아야 한다.
- 자신의 의견을 합리적 이유로 정리하여 피력할 수 있어야 한다.
- 강한 체력을 가져야 한다.
- 온전한 사지와 원활하게 움직이는 손가락을 가져야 한다.

※ 외과의사의 손은 신의 손이 아니고 사람의 손이다.

※ 완벽한 자질을 가질수는 없지만 훌륭한 자질을 가질수는 있다.

※ 암수술하는 외과의사의 나이는 큰 문제가 아니다. 환자층도 점차 고령화되므로 나이 든 외과의사도 의지를 가지고 과거의 경험과 지금의 정확한 술기로 수술을 시행하여 좋은 성적을 많이 보인다면 나이는 중요하지 않다.

○ 치료시설의 선택

높은 수준의 치료시설이나 병원 선택은 가능하면 좋은 치료를 받을 수 있도록 보장하는 길이다. 좋은 의사는 대체로 좋은 병원에 근무하므로, 믿음과 존경을 받는 의사를 찾으면 대부분 자동적으로 수준 높은 병원을 찾을 수 있다.

○ 건강관리팀과 환자의 역할

- 환자가 진단과 치료에 대해 얼마나 많이 알기를 원하는가
  - 환자가 많이 알수록 암에 대한 통제감을 얻을 수 있고 두려움을 줄이는데 도움이 된다. 그러나 환자마다 차이가 있어서 어떤 환자는 상세히 알아야 편안하고 어떤 환자는 많이 알수록 스트레스가 쌓인다고 한다.
- 환자가 치료결정을 하는데 어떻게 관여하기를 원하는가
  - 이에 대해 두 가지, 즉 의사가 가장 잘 안다고 의사에게 모든 것을 맡기는 경우와 의사에게 설명을 들은 후 환자가 직접 치료결정에 적극 참여하는 경우가 있는데 선택은 환자에게 달려있다. 최근에는 환자가 치료과정에 적극적으로 관여하는 분위기이고, 그럼으로서 치료과정에 더 잘 순응하고 결과도 더 좋아질 수 있다. 어느 것이든 환자가 편안하게 느끼는 결정이 가장 좋다.

○ 건강관리팀과 연락

건강관리팀 구성원과의 연락은 좋은 치료를 받기 위해 중요한 부분이다. 가장 효과적인 연락은 의사중심의 건강관리팀이 환자에게 정보

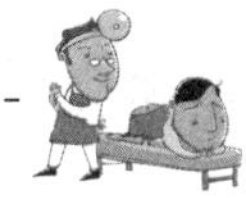

제공과 치료추천을 하고, 환자는 질문을 하여 치료에 대한 지식을 갖도록 하는 것이다. 이런 연락을 통해 서로 신뢰를 형성하여 정보를 주고 받음으로서 의사가 환자의 가치를 이해하면서 섬세한 결정을 더 쉽게 할 수 있다.

■ 정보를 준다.

환자는 의사와 간호사에게 솔직하고 개방적으로 이야기하는 것이 치료에 신뢰감을 갖는 좋은 방법 중 하나이고, 이때 치료과정 중 신체기능의 이상, 생활습관, 사용하는 약물, 보완대체의학 사용여부 등에 대해 이야기 한다.

■ 정보를 받는다.

정보를 얻는 것과 이해하는 것은 별개의 문제인데 상세한 정보를 건강관리팀으로부터 받을 때 사용되는 용어가 이해 안 되거나 기억이 안 되면 다시 말해 줄 것을 요청하고, 적어두고, 질문하며, 가족이나 친구들을 동반한다든가, 의사가 허락할 시 대화나 전화통화를 녹음하거나 또는 서로 e-mail을 사용한다든지, 소책자나 비디오테이프를 얻는 등으로 확실하게 할 필요가 있다. 많이 아는 환자는 박식한 결정을 할 수 있고 치료가 시작되면 더 믿고 낙관적이다.

○ 다른 의사의 의견을 알아본다.

대장암은 위험한 병이므로 처음 진료의사에만 의지하지 말고 가능하면 가장 좋은 치료를 받는다는 확신을 얻기 위해 다른 의사의 의견을 알아볼 필요가 있다. 치료방법이 딱 한가지 뿐이고 의사도 아주 미더우면 굳이 다른 의사의 의견을 구할 필요는 없다. 여러 방법이 있다면, 같은 병원 또는 다른 병원의 같은 분야나 다른 분야의 의사에게 물어봐서 치료방법을 재확인할 수도 있다. 다른 의사의 의견을 알아보는 것은 대장암의 치료와 예후를 더 배울 수 있고 치료 선택을 더 분명하게 이해할 수 있고 마음속에 더 올바른 선택감을 준다는 장점이 있다. 일부 환자는 이를 의사를 무시하는 태도로 보일까봐 우려할 수 있으나 지금의 의료사회는 다른 의사의 의견을 알아보는 것을 어느 정도 인정하고 있다. 다른 병원의 의사의 의견을 구하기 위해서는 현재까지의 모든 의무기록, 모든 검사와 진단적 영상검사 결과를 가져가야 한다. 최근 대형병원에는 암환자 치료를 위한 여러 분야의 의사로 구성된 전문분야 협력팀이 구성되어 가장 좋은 치료방법을 결정하므로 굳이 다른 의사의 의견을 구하는 것이 불필요할 수도 있다.

※ 다른 의사의 의견을 구하는 것을 주저하지 마라.

○ 최선의 치료받기

암 치료는 결코 즐거운 경험이 아니지만 암 환자는 가능하면 가장 좋은 치료를 받을 권리가 있다. 가장 좋은 치료에 대한 환자의 선택권을 이해하는 것은 훌륭한 치료를 도울 뿐 아니라 시간과 수고를 덜고, 마음의 평화와 에너지의 회복에 집중하도록 해준다.

○ 암 건강관리팀

건강관리팀은 각 분야에 전문적인 여러 사람들로 구성되어 있다. 보통 이 팀에서 대체로 종양내과의사가 주도적 역할을 하나 병원의 사정상 또는 환자에 따라 외과의사가 대신할 수도 있다. 그 외에 여러

분야의 전문가가 필요에 따라 포함된다.

일부 팀은 환자의 의학적 치료에 중점을 두고 일부 팀은 환자의 감정적 요구를 충족시키고 삶의 질의 확보를 더 강조한다. 팀 각자의 역할에 대해 잘 알면 환자는 질문하는 것이나 정보를 얻는데 더 편안하게 느낄 것이다.

■ **소화기전문의사 또는 내시경전문의사**

대장암의 대부분 환자는 소화기전문의사나 대장내시경전문의사나 내시경검사에 숙달된 의사에 의해 시행된 대장내시경검사로 진단을 받게된다.

치료 후에도 환자에게 정기적 내시경검사를 시행한다.

■ **종양내과의사**

종양내과의사는 암의 종류, 원인과 치료에 대하여 전공한 암 전문가이다. 종양내과의사는 치료과정의 결정에 환자를 돕고 암 치료 전반을 관리한다. 필요시 항암약물치료를 담당한다.

■ **외과의사**

일반외과의사, 종양외과의사, 대장항문 전문의사 등 여러 종류의 외과의사가 대장암의 여러가지 수술을 시행하고 합병증이나 부작용을 처치한다. 회복 후 향후 치료는 병원에 따라 직접 관장하든지 종양내과의사나 다른 의사에게 전과를 시킨다.

■ **병리의사**

현미경으로 조직과 액성표본을 검사하여 암을 진단하는 의사이다. 암 분류와 병기와 분화도를 결정하여 임상의사에게 병리소견을 제출하여 치료선택을 하도록 한다.

■ 영상의학과의사

체내구조의 사진을 만드는 영상과정(진단적 X선검사, 초음파, 자기공명사진, 전산화단층사진)의 사용과 그 결과 해석에 특별훈련된 의사이다. 방사선영상과 보고서는 암의 진단, 암의 범위와 위치의 확인, 재발 발견 등에 도움을 준다.

■ 방사선종양의사

고에너지 X선으로 치료방사선을 사용하여 암 치료를 하는 전문의사이다. 종양내과의사와 상의하여 환자에게 방사선 치료선택을 하는데 도움을 준다. 방사선의사는 방사선치료를 위해 방사선치료사와 방사선물리학자의 도움을 받는다.

■ 사회사업가

사회사업을 조정하고 시행하는 건강숙련가로서 자격증이 있어야 한다. 미국에서의 사회사업가는 환자나 가족들이 재정, 소아관리, 감정문제, 가족 관심사와 관계, 수송, 건강관리체계와의 문제점 등 광범위한 생활적 도전을 처리하는데 도움을 주도록 훈련되어 있다. 암과 관련된 문제에 대해서는 근심과 관심에 대해 상담할 수 있고 진단과 치료에 대해 질문하는데 도움을 주고 암 지원 단체를 이끌어 간다. 환자는 입원 중이나 외래를 통해 사회사업가와 연락할 수 있다. 한국에서는 병원에 따라 다르지만 아직 역할이 광범위하지는 않다.

■ 심리학자와 정신과의사

심리학자는 암 환자의 감정적, 심리적 문제에 대해 상담을 하는 허가된 정신건강 전문가로서 암 환자 치료에 특별한 훈련과 경험을 가지고 있다. 정신과의사는 정신건강과 행동장애를 전문으로 하는 의사로서 상담과 투약을 할 수 있다.

■ 통증의학과의사

통증관리자는 통증치료에 숙련된 의사이다. 효과적인 통증조절 방법을 찾는데 도움을 줄 수 있고 환자가 삶의 질을 유지하도록 도와 준다. 보통치료로 통증완화가 잘 안될 때 통증의학과의사를 찾는다.

■ 유전상담자

유전상담자는 유전자검사 과정을 시행하는 훈련되고 허가된 건강 전문가이다. 유전상담자는 유전자검사를 시행하고 검사결과를 해석하도록 도움을 준다.

■ 비뇨기과의사

고난도 직장암수술이나 방사선치료후 비뇨생식기의 기술적 손상과 자율신경계 손상에 의한 배뇨장애나 성기능장애에 대한 진단과 치료를 할 수 있다.

■ 1차 진료의사

병의 증상을 처음 알았을 때 방문하는 의사이다. 일반의사, 내과의사, 가정의학의사, 외과의사 등 누구나 될 수 있다.

■ 간호사

진료나 치료 중 각 분야 별로 특별히 훈련된 여러 간호사를 만난다.

■ 인공항문관리자

인공항문(장루)의 필요성과 위치선정을 의사와 같이 환자에게 설명하고, 수술 후 장루의 용구제품의 사용법, 장루의 단기와 장기 부작용 치료 및 장루의 관리와 사회생활 적응방법에 대해 지식을 가지고 환자에게 교육하는 간호사이다. 일정기간의 교육이 요구된다.

■ 영양사

치료전, 치료중 그리고 치료후 환자가 건강한 식사선택과 건강한 체중유지를 하도록 돕는 특별히 훈련된 사람으로 학위와 자격증이 있어야 한다.

○ 암 건강관리팀의 구성

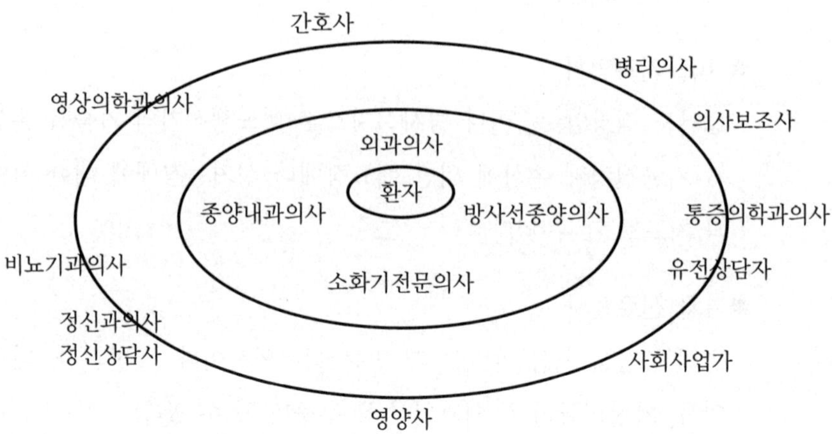

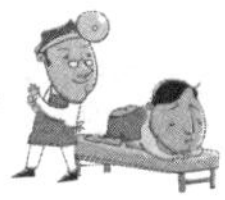

대장암의 치료는 어떻게 하나

환자가 의사로부터 대장암의 치료에 대해 듣고 치료결정을 하는 것은 대단히 어렵고 힘든 일이다. 이런 결정은 한번만의 경험이 아니고 암의 경과를 지나는 동안 계속 해야 하는 결정이다.

• 대장암 치료의 근본적 목적은 근치적 치료와 치유를 통해 암을 통제하여 삶이 더 오래 유지되도록 증진하고, 완전한 기능적 생을 부여할 수 있는 완치의 강한 희망과 자아유지를 제공하는 것이고, 근치가 어려울 때는 고식적 치료를 통해 삶의 질을 더 높게 하고 생명이 연장되도록 하는 것이다.

• 대부분의 환자는 가장 좋은 치료가 가장 좋은 결과를 가져온다고 믿고 좋은 건강 속에 견딜수 있는 한 단독 또는 병합 치료로 근치적 치료를 받게 되고, 일부 환자는 암이 이미 많이 진행되고 전이가 되어 근치적 치료가 어렵게 되면 모든 방법으로 암의 증상을 줄이고 삶의 질의 향상에 중점을 두는 고식적 치료를 받게 된다.

• 고식적치료를 받고 있던 일부 환자는 임상시험치료를 받기도 하고, 일부 환자는 보완치료나 대체요법치료를 받기도 한다.

○ 대장암의 표준 치료에는 3가지 방법이 있다.

- 수술치료 : 종양과 림프절을 포함한 주위조직을 수술로 제거한다.
- 방사선치료 : 체내에 침투하여 암세포를 파괴하거나 성장을 방지하는 고에너지 X-선을 사용한다.
- 항암화학요법 : 체내 순환하는 암세포를 죽이는 약물을 사용한

다. 최근에는 표적항암제라는 새로운 약제들도 사용되고 있다.

대장암치료에서 국소치료법은 수술과 방사선치료로 대장의 원발병소와 주위조직의 암을 제거하는 것이고, 전신치료법은 약물요법으로 혈중으로 주입된 약물이 암을 파괴 또는 통제하는 것이다.

대장암치료의 근본은 수술치료로서 초기암의 75%가 수술만으로 완치된다.

진행암에는 보조치료가 필요한데 수술 전후 화학요법과 방사선치료 등이 단독 또는 병합으로 사용되어, 세포살해와 세포분열 정지로 암세포의 성장을 막아 체내 모든 암세포가 파괴될 기회를 증가시킨다.

수술 전 화학요법이나 방사선치료를 하는 것은 '신보조요법', 수술 후 시행하는 것은 '보조요법' 이라고 부른다.

대장암치료에는 흔히 단독 치료법보다 몇 가지 치료법을 병합하여 시행하는 것이 더 효과적이므로 여러 분야의 의사와 전문가가 공동으로 치료하는 전문분야 협력치료방법이 시행된다.

암 치료는 정상세포와 조직을 손상시킬 수도 있으므로 부작용이 흔하고 이 부작용은 치료의 방법과 범위에 의해 좌우되며 또 사람마다 그 정도에 차이가 있다. 암 치료에는 부수적 치료가 필요한데 부작용을 완화시키거나, 통증이나 다른 증상을 조절하기 위해서, 또 정신적 안정을 가질 수 있도록 하기 위한 것이다.

※ 치료는 열심히 하는 것보다 똑똑하게 해야 한다. 치료방법의 종류와 시기가 중요하다.

※ 한 가지의 치료방법이 최선이 아닌 경우도 많다. 가능하면 여러가지 방법을 사용하여 최선의 치료를 받아야 한다.

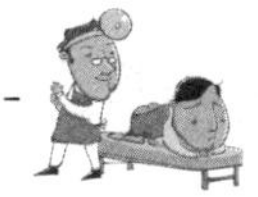

◎ 병기에 따른 표준 치료 방법

ㅇ 결장암

0기 : 대장내시경을 통해 암을 가진 용종을 절제하거나 수술로 암을 포함한 대장부분을 국소절제한다. 드물게 암이 크다면 대장절제술과 문합술을 시행한다. 대장절제술 후 보조치료는 필요 없으나 재발여부 확인을 위해 정기적 검사는 필요하다.

Ⅰ기 : 대장 부분절제술과 문합술을 시행한다. 암 가까이 림프절 전이에 대한 검사가 필요하다. 대장절제술 후 보조치료는 필요 없으나 재발여부 확인을 위해 정기적 검사는 필요하다.

Ⅱ기 : 광범위 대장절제술과 문합술을 시행한다. 수술 후 보조치료는 환자의 상태 및 치료의지에 따라서 결정된다. 현미경 검사에서 암이 장막을 넘었거나 암세포의 분화도가 나쁠 경우, 혈관림프관 침습이 있거나, 육안적으로 장폐색이나 장천공이 동반되어 있을 경우 암세포의 미세한 전이에 의한 재발방지를 위해 추가로 보조치료가 권장된다.

Ⅲ기 : 광범위한 대장절제술과 문합술을 시행한다. 림프절 전이에 대한 항암화학요법이 필요하고 임상시험도 생각해 볼 수 있다.

Ⅳ기 : 치료방법은 여러가지이나 어떤 종류의 종양인지, 암이 체내 어느 부위로 전이 되었는가, 환자의 전반적 건강상태가 어떤가에 달려 있다. 수술은 근치목적으로 광범위한 주위 장기까지의 절제 또는 원격전이된 장기의 절제를 시행할

수 있고, 근치가 힘들면 증상완화 목적으로 부분절제를 하거나 우회로 수술(by-pass)을 할 수도 있다. 일부는 처음부터 항암화학요법을 시행한다.

암에는 항암화학요법이 수술과 마찬가지로 치료에 도움을 줄 수 있는데 최근에는 두 가지 약제의 병합요법을 주로 사용하고 있으며, 여기에 분자표적치료를 병용할 수도 있고 임상시험을 시행해 볼 수도 있다. Ⅳ기암에 방사선치료도 시행하나 결장암에 사용하는 경우는 비교적 적다. 대장암의 Ⅳ기암이나 재발암은 많은 경우 근치적 치료보다도 고식적 치료가 목표인 만큼, 암 치료팀이 어떤 치료방법이 가장 적절한지를 토론한 후 담당의사가 환자와 가족에 방법을 제안하게 되고, 환자는 상의 후 치료선택 결정을 하게 된다.

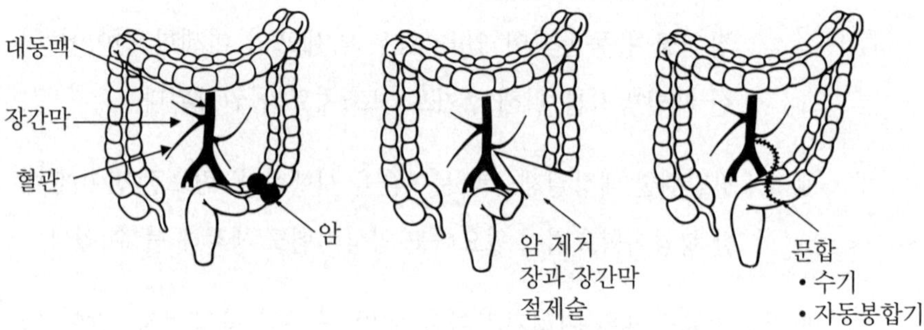

[S자결장암 절제술과 문합술]

○ 직장암

0기 : 대장내시경을 통해 암을 가진 용종을 절제하거나 항문을 통해 종양의 전층을 국소절제하고, 종양이 크면 직장 부분절제술을 시행한다. 환자의 상태에 따라 수술 대신에 방사선치료도 가능하다. 암 제거 후 추가적 치료는 필요 없으나 재발 확인을 위해 정기적 검사가 필요하다.

Ⅰ기 : 직장내 암의 위치, 크기 그리고 암의 분화도에 따라 치료방법이 달라진다. 수술 술식은 저전방절제술이나 복회음부절제술이 시행된다. 암 크기가 작으면 항문을 통한 국소절제술과 방사선치료 병용요법을 시행할 수도 있다. 대부분 추가치료는 필요 없으나 재발 확인을 위해 정기적 검사는 필요하다.

Ⅱ기 : 암이 직장과 직접 접촉되는 방광, 전립선, 자궁과 질, 난소 등의 장기에 침범할 수도 있다. 수술 술식은 암이 직장의 어느 부위에 있는가와 주위장기의 침투여부에 달려 있다. 주로 저전방절제술이나 복회음부절제술이 시행되며 드물게 인접장기의 동시 절제술이 시행될 수도 있다. 많은 경우 항암방사선요법을 수술 전에 시행하여 암 크기를 줄여 수술하므로, 암을 완전히 제거할 수 있는 기회를 증가시킬 수 있고 괄약근보존술식을 시행할 가능성을 높일 수 있다. 경우에 따라서는 수술 후에 재발방지를 위해 방사선요법 또는 항암화학요법을 시행할 수도 있다.

Ⅲ기 : 암 크기와 직장내 위치 그리고 림프절 전이의 개수가 치료 방법 결정에 중요한 요소이다. Ⅲ기암의 수술 술식, 수술 전후 치료방법의 선택은 Ⅱ기와 거의 유사하나, 림프절 전이에 대해 림프절제거술과 항암화학요법에 동시에 중점을 두어야 한다. 임상시험이 수술 후 치료의 이점을 찾기 위해 시행 될 수 있다.

Ⅳ기 : 암이 체내 어느 부위에, 몇 부위에 전이되었는가에 달려 있다. Ⅱ기나 Ⅲ기에 사용되는 어느 수술 술식도 Ⅳ기에 시행할 수 있고, 드물게 근치적 골반장기절제술을 시행할 수도 있다. 근치적 치료가 어려우면 증상완화를 위한 고식적 절제술 또는 인공항문성형술, 항암화학요법과 방사선치료의 단독 또는 병용치료가 시행될 수 있고 더 좋은 치료법을 찾기 위한 임상시험을 시행할 수도 있다.

○ 대장암의 응급수술

대장암 환자의 약10%정도에서 암에 의한 장폐색증, 장천공 또는 장출혈 등으로 응급수술이 필요하다. 대장암의 응급수술은 환자가 대체로 고령이고, 수술 전 충분한 의학적 평가가 없고, 병기도 정확하게 확인되지 않고 충분한 장세척도 할 수 없으므로 수술 후 합병증이 더 잘 생길 수 있다. 응급수술식은 선택권이 적으나 수술의 원인, 암의 부위, 환자의 상태, 암의 정도에 따라 장제술과 일차 장문합술, 일시적 인공항문 성형술, 우회로수술, 내시경 스텐트삽관 등이 있다. 때로는 직장암 폐쇄증에 가능하면 먼저 장내로 스텐트(그물형 팽창 금속 내관)를 대장내시경으로 삽입하여 1주 정도 변배출을 시킨 후, 장절제술과 문합술을 시행함으로써 인공항문성형술을 피할 수 있다.

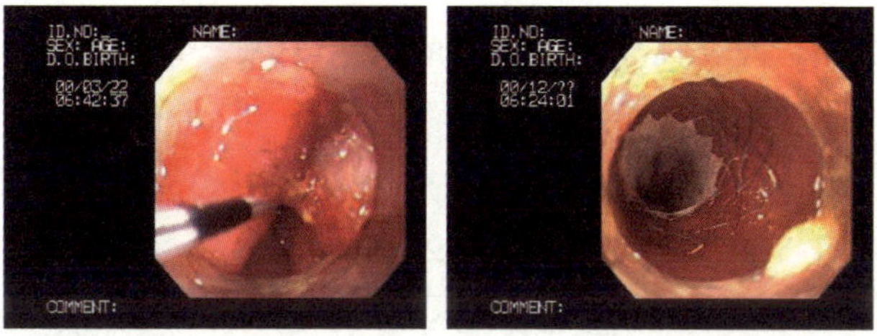

대장내시경으로 스텐트 삽입시작 / 스텐트 완전 삽입 후 펴진 모양

[구불결장 협착부의 스텐트 삽입]

※ 작은 조기 직장암의 일부는 항문을 통한 국소절제술로 완치할 수 있다.

○ 항문암

항문강과 항문피부의 항문암은 대장암의 3% 정도를 차지하고 대장암과는 여러가지 사항에서 차이가 있다. 항문 가장자리 피부의 상피층이 편평상피이므로 편평상피암이 가장 많고, 그 외 항문강내 생긴 선암, 치루에서 생긴 선암, 항문치상선 부위의 기저세포암, 악성흑색종 등이 있다. 항문암은 인간유두 바이러스감염으로 생길 수 있고, 그 외 구강성교 등이 위험요소가 된다.

주증상은 항문종괴, 출혈, 동통, 소양증, 분비물 등이 있고 치질과 감별해야 한다. 진단은 항문사진, 수지직장검사, 항문경검사, 항문초음파검사, 조직검사, 전산화단층사진 등으로 한다.

항문암의 병기는 종양의 크기와 림프절 전이로 결정되는데 치료는 병기에 상관없이 바로 수술보다는 항암화학요법과 방사선치료 병용을 시행하여 75% 완치효과를 얻고, 재발이나 항암방사선요법의 효과가 없을 때는 국소절제술이나 복회음부절제술 또는 인공항문성형술을 시행한다. 병기에 따른 5년 생존율은 전체적으로는 60% 정도로 대장암과 비슷하다.

〈 결장직장암의 치료선택 〉

	수술 술식	5년 생존율
0기	국소절제의 용종절제술	100%
Ⅰ기	대장부분의 수술절제	93% 이상
Ⅱ기	대장부분의 수술절제 (필요에 따라 보조요법 추가)	침투깊이에 따라 72~85%
Ⅲ기	대장부분의 수술절제, 항암화학요법, 방사선치료, 임상시험	림프절 전이 개수에 따라 44~83%
Ⅳ기	대장부분의 수술절제, 다른 전이조직의 절제, 고식적 수술, 항암화학요법, 방사선치료, 임상시험	8% 이하
재발	대장부분의 재수술, 전이 장기나 조직의 수술 제거, 고식적 항암화학요법, 고식적 방사선치료, 임상시험	

* 5년 생존율은 2004년 미국암협회의 보고이며. 한국도 현재 유사한 생존율을 보이고 있다.

○ 원격전이암의 치료는 어떻게 하나

원격전이 암의 치료는 전이 암의 위치, 크기, 숫자 등이 관여한다.

- **간** : 대장암은 대장혈류가 대장장간막의 정맥을 통해 간문맥을 거쳐서 간으로 가는 혈행 때문에 간 전이가 마지막에는 반 이상에서 나타나고, 처음 진단과 수술시 이미 간 전이가

10~20%에서 발견된다. 간 전이 정도에 따라 오심구토, 식욕부진, 복부팽만, 복통, 복부종괴 촉지, 황달 등이 올 수 있다. 간 전이는 양측 및 다발성 전이가 흔하고, 폐나 타부위 전이의 동반이 많으므로 수술절제 가능성은 20~30% 정도이고 나머지는 항암화학요법을 시행한다.

최근 수술을 통한 간 전이의 완전절제 및 항암치료 병행으로 30%의 5년 생존율을 가진다는 보고도 있다. 대장암과 간 전이 암을 동시에 수술하거나 동시 수술적용이 안 되면 수술 전 항암화학요법으로 간 전이 암의 크기를 줄여 적절한 시기에 간절제술을 시행한다.

항암화학요법에는 전신 화학요법과 간동맥주입 화학요법 등이 있다. 간동맥주입 화학요법은 간동맥내로 직접 항암제를 고농도로 주입하여 암의 크기를 줄이는 것으로 60%에서 반응하고 전신 부작용이 적다는 장점이 있으나, 수술로 간동맥을 통하는 도관 삽입과 펌프설치를 해야 한다는 단점도 있다.

전체적으로 간 전이가 광범위하여 수술이 불가능할 경우에는 5년 생존율은 20% 미만이고 보통 1~2년 생존하고, 치료를 전혀 시행하지 않을 경우 6개월 내지 1년 정도 생존한다.

- **폐** : 복부 이외의 가장 흔한 전이 부위로서 10%에서 발견된다. 대체로 수술 후에 발견되고 간 전이 후에 더 잘 나타난다. 폐 전이 정도에 따라 증상이 없거나 숨이 차거나 잦은 기침 등의 증상이 있다. 직장 혈류는 간문맥 이외에 대정맥을 통해 심장으로 갔다가 폐를 통과하기 때문에 직장암이 결장암

보다 폐 전이가 잘 생긴다. 몇 개가 한쪽 폐에 국한되면 수술과 항암치료를 병행하며, 완전절제수술이 안될 때는 대장암에 사용하는 항암화학요법을 시행한다.

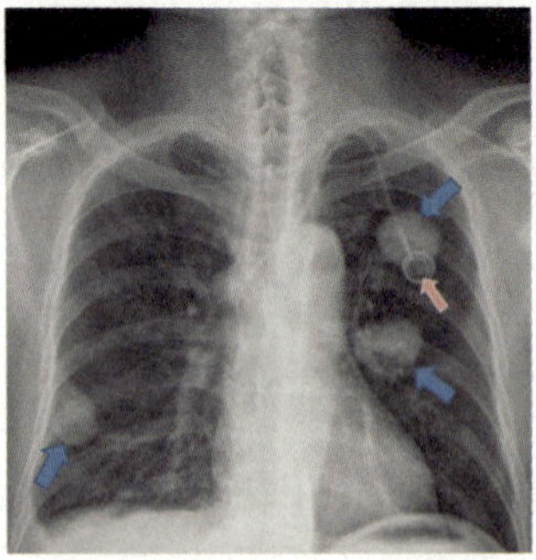

폐전이가 동반된 대장암 환자의 단순 X선 사진

양측 폐에 3개의 둥근 폐전이 종괴가 관찰되고 있다(파란 화살표). 분홍색 화살표로 표시된 것은 항암화학요법을 시행하기 위하여 중심정맥에 삽입된 케모포트(chemport)이다.

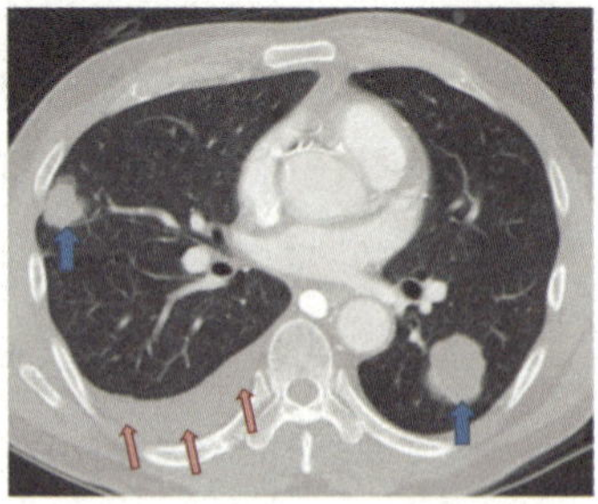

폐전이가 동반된 대장암 환자의 흉부 CT 사진

양측 폐에 2개의 폐전이 종괴가 관찰되고 있다(파란 화살표). 오른쪽 폐에 반달 모양으로 물이 고여 있는데, 이는 대장암 전이로 인하여 2차적으로 흉막에 물이 고인 것이다(분홍색 화살표).

- **복막** : 복막 전이는 암세포가 장막에서 떨어지거나 림프관이나 혈관 절단시 흘러내려 복강내에 흩어져서 발생하는데, 복벽이나 장기벽의 여러 곳에 암덩어리를 형성하여 증상이나 증후를 보인다. 복막 전이가 진행될 경우 결국 다발성 장폐쇄증이나 복수 등의 합병증이 생긴다. 국소적 전이암은 국소적 암절제후 항암화학요법을 시행하나 완치효과가 적은 경우가 많고, 다발성 전이인 경우에는 삶의 연장 및 삶의 질 유지를 위한 항암화학요법을 시행한다.

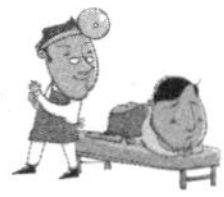

- 대장암치료를 받기 전에 다른 의사의 의견도 들어보는 것은 대장암치료에 더 많은 경험을 가진 의료팀으로부터 좋은 결과를 얻을 수 있는 기회가 된다. 병원 위치도 고려해야 할 사항이다. 대장암은 천천히 성장하고 빨리 퍼질 위험이 낮기 때문에 치료가 몇 주 늦어진다고 완치 기회를 놓치는 것이 아니므로 여러 사항을 고려하여 수술을 결정하면 된다. 물론 장폐쇄나 장천공을 동반한 경우에는 의사나 환자의 빠른 수술 결정이 필요하다.

※ 암이 간이나 폐로 전이되었다 하여 모두 치명적인 것은 아니다.

◉ 환자가 치료 전에 의사에게 물어야 할 사항들

- 어떤 종류의 치료가 있는가
- 신체가 치료를 받기에 괜찮은가
- 어느 치료가 좋으며 그 이유는 무엇인가
- 각 치료법의 부작용은 무엇인가
- 치료의 계획표는 어떤가
- 치료를 위해 준비해야 할 것은 무엇인가
- 얼마나 입원해야 하나
- 직장은 어떻게 해야 하나
- 치료가 일상생활에 미치는 영향은 무엇인가 (대소변, 성문제)
- 치료로 일상생활에 큰 지장이 없는가 (직장, 가정, 여가)
- 비용은 얼마나 드는가, 보험혜택은 어느 정도인가
- 치료 후 병원은 얼마나 자주 방문해야 하나

- 치료가 잘 되고 있는지 어떻게 평가하나
- 재발 가능성은 어느 정도인가
- 예후는 어떠한가
- 치료의 효과는 어떠한가

※ 환자는 자신은 어느 부위에 몇 기의 암으로 언제 어떤 수술을 받았고, 어떤 종류의 보조요법을 얼마동안 받았으며, 현재 얼마나 경과되었다는 치료 과정을 알고 있어야 한다.

제5장
대장암의 수술치료

- 수술치료 전 · 후의 과정은 어떻게 진행되나
- 대장암 수술은 어떻게 하나
- 인공항문(장루) 성형술은 어떻게 시행하나
- 복강경대장절제술은 어떻게 하나
- 로봇대장절제술은 어떻게 하나
- 수술합병증에는 어떤 것이 있나
- 수술 후 치료 계획은 어떻게 되나

제 5 장 대장암의 수술치료

수술치료 전 · 후의 과정은 어떻게 진행되나

환자가 의사로부터 대장암 진단 후 큰 수술을 받아야 한다는 설명을 들었을 때 많이 놀라거나, 또 수술과정에 대해 걱정과 두려움을 느끼는 것은 정상이다. 수술을 받게 된다면

- 수술이 큰 문제없이 잘 진행될 수 있을까
- 마취에서 잘 깨어날 수 있을까
- 수술합병증은 생기지 않을까
- 큰 수술을 견딜만큼 건강한가
- 암수술이 깨끗하게 되었을까
- 병기는 몇 기일까
- 가족들이 얼마나 걱정할까
- 수술비용이 얼마나 들까

등을 생각하게 된다.

이때 환자는 외과의사에게 관심이나 두려움을 토로하는 것을 편안하게 느끼고 질문도 해야 하며, 이에 대해 외과의사는 올바른 답변으로 수술에 대해 신체적, 정신적으로 도와 줄 것이다. 최근의 암치료관리는 과거와는 달리 상대적으로 환자에게도 많은 역할이 주어지는 추세이다. 환자는 •모든 치료선택에 대해 알 권리, •치료결정에 참여할 권리, •수술하는 의사, 치료계획과 치료시설에 대해 정확하고 쉽게 이해할 수 있는 정보를 가질 권리가 있다.

환자는 이들 권리를 제대로 가지기 위해서는 자기신체와 건강에 영향을 주는 치료법에 대해 많이 알도록 해야 한다. 책을 읽는다든지, 대장암수술을 받은 사람과 담화를 한다든지, 병원 내 환자교육 안내책자를 본다든지, 또는 인터넷이나 웹사이트를 이용하여 정보를 얻을 수 있다.

특히 환자는

- 수술전후의 과정이 어떻게 진행되는지,
- 제안된 수술명은 어떻게 하는 것인지
- 수술합병증으로는 어떤 것이 생길 수 있는지

등을 앎으로서 수술에 대비하여 몸과 마음이 최상의 상태가 되도록 할 수 있다.

○ 수술 전 검사에는 무엇이 있는가

환자와 외과의사가 수술을 결정했다면 여러가지 일반검사나 정밀검사를 시행하는데 목적은 1) 병기를 알고 암의 진행범위에 따라 치료방법을 결정하는 것이고 2) 건강상태와 수술에 대한 위험도를 평가하는 것이다.

병기에 대한 검사로는 흉부사진, 복부와 골반부 및 흉부의 전산화단층사진 또는 자기공명영상사진 등 영상검사가 있고, 건강상태에 대한 검사로는 혈액검사, 전해질을 포함한 혈액화학검사, 혈액응고검사, 간 기능과 간염검사, 당뇨검사, 소변검사, 신기능검사, 폐기능검사, 심전도검사 등이 있다. 각 장기기능의 평가에 따라 정밀검사와 수술 전 치료의 필요성을 결정하여 수술 중 또는 수술 후 합병증을 줄인다.

○ 수술 전의 일정한 약제 사용이나 질병에 대한 처치는 어떻게 하나

수술 전날 금식 또는 음료수 섭취만으로 식이를 제한하더라도 먹던 약제는 계속 복용하는 것이 중요하다. 의사로부터 어떤 약을 계속 먹어야 하며 어떤 약을 피해야 하고 그 기간은 언제까지인지 정확히 알아보아야 한다.

- 계속 복용해야 할 약제 : 혈압약, 심장약, 스테로이드
- 피해야 할 약제 :
  - 아스피린을 위시한 비스테로이드성 항염증약 – 1~2주간
  - 항응고제 – 1주간
  - 당뇨약(인슐린) – 수술날 아침
  - 한약제
- 금연 : 2주 이상 금지
- 폐렴 : 치료종료 후 수술
- 심근경색 : 치료종료 후 심장전문의와 상의 후 수술결정

○ 수술동의서란 무엇인가

수술동의는 의사와 환자, 환자 가족 간에 치료의 모든 방향에 대해 대화로 공유되는 과정으로 수술준비에 가장 중요한 부분 중의 하나이다. 환자의 질문사항에 의사가 답변해 주어야 하고 의사의 설명을 환자도 이해해야 하며, 수술받기를 원할 때 수술동의서에 서명을 해야 한다. 수술동의서가 없으면 수술을 시행할 수 없다. 수술에 마취를 시행한다는 마취동의서는 마취과의사가 별도로 받아야 한다.

- 외과의사 설명사항 :
  - 환자의 병의 상태와 수술선택의 이유는 무엇인가
  - 수술의 목표는 무엇인가
  - 수술이 어떻게 시행되나
  - 어떤 이득이 있나
  - 수술위험은 무엇인가
  - 수술부작용에는 어떤 것들이 있는가
- 마취과의사 설명사항 :
  - 마취의 종류 : 전신마취, 국소마취, 척추마취 등
  - 마취의 부작용과 위험에 대한 마취동의서
  - 환자의 마취 전 건강상태 평가도(환자의 마취 시행 전에 평가한 건강 상태의 등급)

    ; (1등급) 건강인

    (2등급) 경한 전신질환 (기능의 제한은 없음)

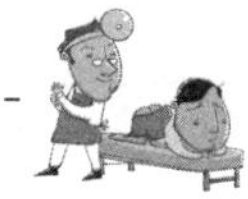

(3등급) 심한 전신질환 (기능의 제한이 있음)

(4등급) 생명에 위험한 심한 전신질환

(5등급) 죽어가는 신체

환자의 등급을 평가한 후, 1, 2등급의 경우에 마취를 시행할 수 있고, 꼭 필요하면 3등급에도 마취를 시행한다. 4, 5등급에는 마취를 시행할 수 없다.

– 마취과 의사가 환자에게 묻는 질문사항

- 전신마취 시행 과거력
- 어떤 약제에 대한 알러지 반응
- 현재 복용중인 약제 종류
- 경련, 심장병, 폐질환 등 과거의 질병병력
- 현재의 독감, 심한 설사, 발열 존재여부

○ 수술 전 장세척은 어떻게 하나

대장암 수술은 수술 전날 장 내용물을 제거하기 위한 완전한 장세척이 필요하다.

–장세척은

- 대장직경을 줄여 수술조작이 용이하도록 하고,
- 장운동이 빨리 회복되도록 하고,
- 세균 수를 줄여 수술 중 감염이 적게 되도록 하는 것이다.

가장 좋은 방법은 비흡수성 특수전해질용액 4리터를 4시간 정도에 마시고 경구항생제를 투여하는 것이다. 장세척 후 장내용물은 투명한

액체이어야 하고 그렇지 않으면 관장을 첨가하기도 한다. 대장폐쇄 소견이 보이면 다른 장세척 방법으로 2~3일에 걸쳐 천천히 시행할 수도 있다. 장세척 중에는 미음 정도만 섭취하는 것이 좋다. 노년층의 심한 장세척은 체내 수분손실을 일으킬 수 있으므로 주의해야 한다.

수술 1~2일 전에 입원이 원칙이나 최근에는 경우에 따라 의사의 지시하에 가정에서 장세척을 하고 수술 당일 일찍 입원 후 그날에 수술을 받기도 한다.

수술 전 최대한 6시간 정도 금식을 해야 하는데 마취 중 위 내용물의 기관지내 흡입으로 인한 폐렴 가능성을 방지하기 위한 것이다. 응급으로 시행하는 대장수술에는 수술 전 장세척을 할 수 없고, 꼭 필요시 수술 중 시행할 수는 있다.

○ 수술 과정은 어떤가

- 수술 시작 30분 전 수술실로 옮겨져서 수술침상에서 마취과의사가 전신마취를 시행한다. 수액주입을 위해 이미 확보된 정맥혈관 수액선을 통해 마취약이 주입되면 환자는 수면상태가 되어 수술에 대해 전혀 모르게 된다. 전신마취는 근이완, 통증억제와 기억소실을 초래해 수술의 기억이 없게 된다.
- 먼저 콧줄을 위에까지 밀어넣어 위액과 공기를 제거하여 수술 시야 방해와 위 내용물의 역류에 의한 기관지로의 흡입이 안 되도록 한다. 또 수술 중 또는 수술 후 소변의 상태를 알기 위해 배뇨관을 방광내로 삽입하고 복부와 회음부의 피부를 소독액으로 닦은 후 수술을 시작한다.
- 수술시간은 병의 정도에 따른 절제할 조직 범위, 환자의 복부 형

태, 집도의의 능력 등에 따라 차이는 있지만 보통 2~4시간 걸린다.

- 수술이 끝나면 회복실로 옮겨 환자를 깨운 후 1시간 전후 관찰하여 충분한 의식을 찾으면 환자의 상태에 따라 일반병실이나 중환자실로 옮겨진다. 회복실에서 가족들이 환자를 잠시 볼 수 있고 의사로부터 수술결과에 대해 간단한 설명을 들을 수 있다.

○ 수술 후 경과는 어떤가

- 수술날 오후 침상에서 안정과 휴식을 취하고 통증에 대한 진통제를 주입하며 금식을 지키고 수액주입을 계속한다.

- 수술 다음 날부터 몇 시간마다 한 시간씩 병상 주위나 복도에서 걷기운동을 시킨다. 수술부위 통증이나 허약감으로 운동이 힘들 수도 있으나 조기운동은
  - 폐운동을 증진시켜 수술 후 2~3일의 무기폐와 그 후의 폐렴을 예방할 수 있고,
  - 하지 혈액순환을 촉진하고,
  - 수술부위 동통을 감소시킬 수 있고,
  - 술 후 장마비 현상이 빨리 회복되어 경구섭취를 빨리 할 수 있도록 하고,
  - 환자에게 수술이 무사히 끝났다는 안도감을 주는 장점들이 있다.

- 술후 3일 전후 방귀가 있거나 복부청진에서 장음이 활발하면 콧줄을 제거하고 2~3일 간격으로 미음, 죽, 밥 순으로 병원에서 제

공되는 음식물로 식사를 시작하는데 장운동이 약해져 있으므로 1개월 정도는 저섬유식으로 하여 소량씩 자주 먹고 변량과 배변회수를 줄여 복통, 가스, 설사 등의 장부담을 적게 한다. 하지만, 몇 주 이상의 장기간의 저잔류식은 장위축, 변비, 영양장애를 일으킬 수 있으므로 유의해야 한다.

- 퇴원후는 가능하면 정식식사로서 적당한 고단백 고열량의 균형적 음식을 소량씩 하루 5~6회 섭취하는 것이 좋다. 거친 야채, 생과일, 통곡류 같은 고섬유질 음식, 콩류, 양파와 양배추, 지방질 음식, 단 과자류, 비등성 음료수 등은 일정 기간 소화장애를 일으킬 수 있으므로 수술후 일정기간은 피하는 것이 좋고, 정제된 음식물을 먹는다.
- 복강내에서 피부 밖으로 연결되는 배액관은 하루의 배출량이 50cc 이하로, 내용물에 출혈 양상이나 창자 배설물 또는 고름이 없으면 5일 내에 제거한다.
- 배뇨관은 수술 다음 날 소변 양이 일일 1000mℓ 이상이고 색깔이 정상이면 제거하나 직장수술에는 방광기능장애가 올 수 있으므로 5일 후 방광기능이 정상이면 제거한다.
- 수술부위 봉합사는 상처부위가 깨끗히 치유되었다면 7일 전후 제거한다.
- 입원기간은 7~10일이다. 퇴원은 고형식사가 가능하고, 경구진통제로 통증조절이 되고, 독립적으로 보행이 가능하다면 할 수 있다.
- 퇴원시에 – 암의 진행상태와 수술방법

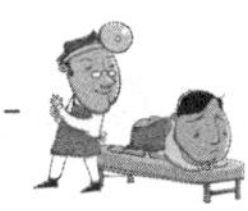

- 약물명과 복용방법
- 특히 주의해야 할 음식물
- 활동범위
- 상처 부위 관리
- 병원방문 날짜 예약

등에 대해 설명을 듣는다.

- 퇴원일로 부터 1~2주내에 통상적으로 병원 방문을 하게 된다. 심한 통증, 발열, 구토, 복부 상처 부위의 감염이나 출혈이 있으면 곧 내원해야 한다.
- 수술 후 약 6주 이상 복부긴장이나 무거운 물건을 들어 올리는 것은 삼가하고 약 2주 동안은 운전을 하지 않는 것이 좋다.
- 수술 후 복대는 2~4주 정도 보행운동이나 외출할 때 착용한다.
- 퇴원 후 상처부위에 비누칠을 할 수 있으나 목욕탕 속이나 수영장에는 감염 우려로 2주 정도 들어가지 않는 것이 좋다.
- 천천히 짧은 보폭으로 걷는 것이 좋고 너무 급격히 활동하지 않는다. 운동은 빈혈, 하지감각과 균형 이상, 통증, 피로, 저혈당 증상이 있으면 피하는 것이 안전하다.
- 진통제는 하루 3번, 3~4일 사용한다. 마약 사용 중에는 직접 운전하지 않는 것이 좋다.

대장암 수술은 어떻게 하나

대장암 수술의 목표는 비록 암 조직이 크지 않더라도 대장내의 암의 근위부 5~10cm와 원위부 5~10cm 부분의 장과 혈관 · 림프절이 포함되는 장간막을 혈관기시부까지 삼각형 양상으로 절제하는 것이다.

암세포는 장벽을 통한 주위조직 직접 침투, 림프절, 정맥 또는 대장벽을 관통한 암세포가 복강내로 이식(복막전이)되는 등의 다양한 경로를 통해서 전파되는데, 여러가지 전파통로 중 림프절로 가장 많이 퍼지므로 암 재발의 방지를 위해 림프절을 동시에 제거해야 하기 때문에 장절제의 범위가 커진다. 림프절 전이 여부를 앎으로써 수술 후 다른 보조적 치료여부를 결정할 수 있다.

대장암의 발생부위에서 결장과 직장의 해부학적 차이 때문에 치료 방법에도 차이가 있다

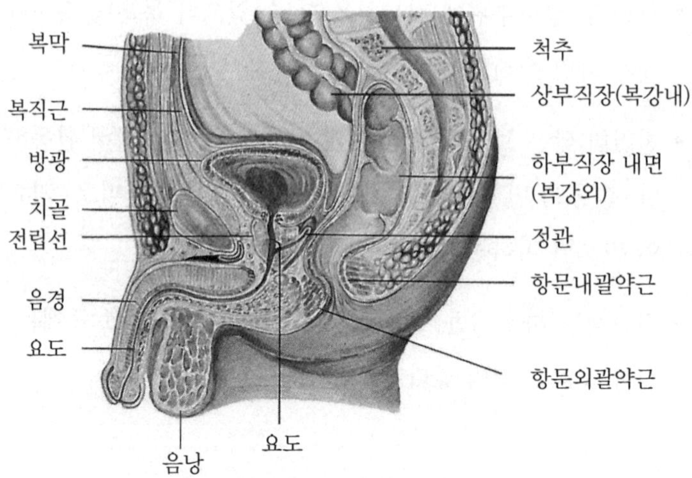

[남성의 직장과 골반내장기 관계의 측면 그림]

(해리 베이컨, 포파리오 레시오의 "결장, 직장과 항문의 외과 해부"에서 그림 인용)

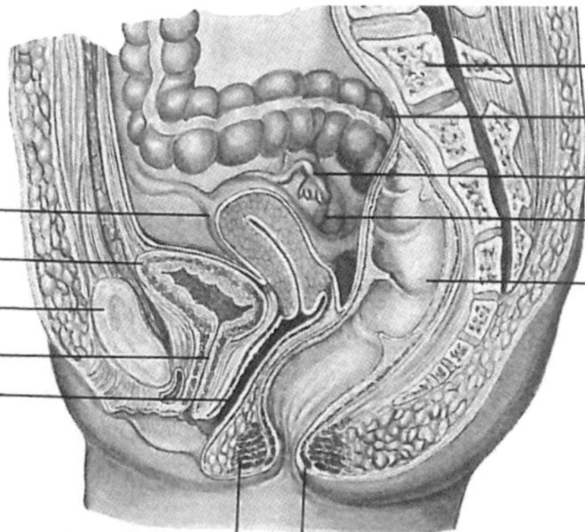

[여성의 직장과 골반내장기 관계의 측면 그림]

(해리 베이컨, 포파리오 레시오의 "결장, 직장과 항문의 외과 해부"에서 그림 인용)

- 결장암과 직장암 수술의 차이점은 :
  - 직장은 좁은 골반내에 골반부의 후벽과 측벽에 붙어 있고 남자에서는 전방에 비뇨생식기가 있어 장절제에 주의를 요하고 수술 합병증이 더 생기기 쉽다.
  - 직장은 변배출 기능이 주 역할이므로 수술방법에 따라 수술 후 대소의 변기능장애가 흔히 있고,
  - 수술 중 비뇨생식기로 분포되는 자율신경의 손상으로 성기능과 배뇨기능의 장애가 올 수 있다.
  - 심한 직장하부암이나 항문암에는 때로는 항문괄약근의 제거로 영구적 인공항문성형술이 요구된다.
  - 직장암은 골반내 복잡한 혈관분포와 림프절이 있고 하부직장에

는 장막층이 없으므로 암세포의 침투가 잘 된다.

- 직장의 혈류는 간문맥을 통하지 않고 대정맥을 통해서 직접 심장으로 유입되어 폐로 순환하게 되므로 직장암은 결장암에 비해서 폐전이가 더 많이 생긴다.

※ 수술이 2~3주 지연된다고 너무 걱정할 필요는 없다.

※ 암에 칼을 대면 더 나쁘다는 것은 잘못 알려진 사실이다.

◎ 부위별 수술방법

○ 결장암

결장암은 암의 위치에 따라 구분하여 대장의 일부를 절제한다.

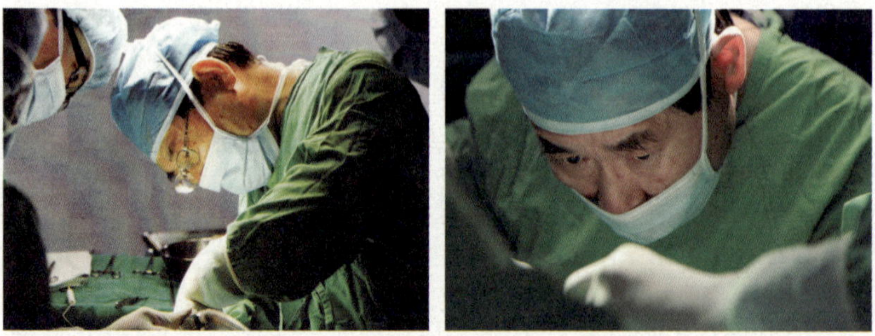

[Lion's heart, Eagle's eyes, Gentleman's hands]

■ 우측결장절제술

맹장, 상행결장에 암이 있을 때 우측결장을 회장말단 10~20cm 정도부터 횡행결장 우측 1/3까지 절제하고 회장과 횡행결장의 양끝을 연결봉합하는 수술이다.

■ 횡행결장절제술

횡행결장에 암이 있을 때 횡행결장을 절제하고 양끝을 연결봉합하는 수술이다.

■ 좌측결장절제술

하행결장에 암이 있을 때 횡행결장 좌측 1/3에서 구불결장 부위까지 절제하고 양끝을 연결봉합하는 수술이다.

■ S자결장절제술

구불결장에 암이 있을 때 하행결장 일부와 구불결장 전체를 절제하고 양끝을 연결봉합하는 수술이다. 직장은 보통 그대로 남아 있다.

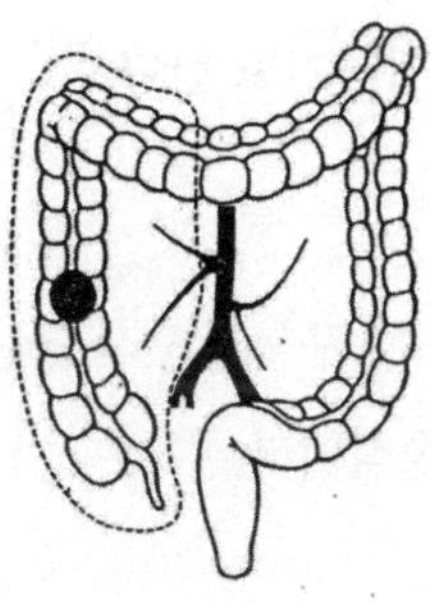

[우측결장 절제술]

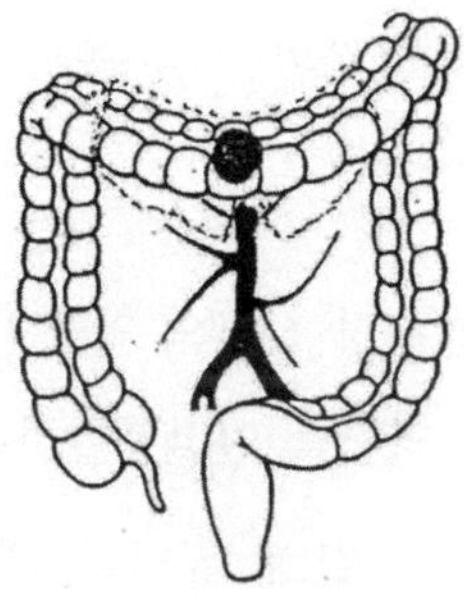

[횡행결장 절제술]

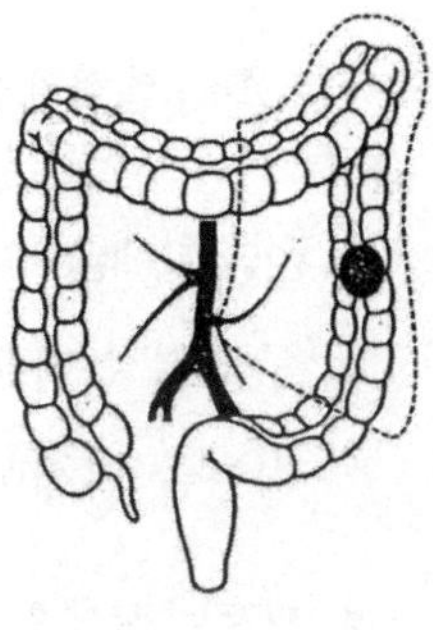

[좌측결장 절제술]

○ 직장암

직장암은 종양의 크기, 주위조직과 장기의 침투 및 괄약근보존의 여부에 따라 수술방식이 달라질 수 있다. 직장암의 괄약근보존술식을 시행할 수 있는 요건은 암의 직장내 위치, 즉 S자결장경검사로 항문에서 상방으로 암까지의 거리(최근 최소한 6cm 이상)가 가장 중요하고 그 외 종양의 크기, 암의 고정성, 암의 분화도, 골반의 크기 등도 관여한다.

직장암 수술은 작은 용종암에 대한 제한적 절제술부터 진행암에 대한 광범위한 절제술이 있고 접근도 항문을 통한, 복부를 통한, 직장후방을 통한 여러가지 경로가 있다.

– 수술의 종류를 살펴보면

- 항문괄약근을 보존하여 항문을 통한 배변을 유지하는 괄약근 보존술식으로는 경항문절제술, 전방절제술, 저전방절제술, 초저전방절제술 등이 있다.
- 괄약근을 동시에 제거하고 영구적 인공항문성형이 필요한 복회음부절제술을 불가피한 경우에는 시행하기도 한다.

■ 전방절제술

: 구불결장 하부나 직장 상부의 암에 대하여 구불결장과 골반내 직장을 절제하고 양단을 연결봉합하는 술식이다.

■ 저전방절제술

: 직장의 중간부나 하부의 암을 위치에 따라 대부분의 직장을 암 원위부 2cm 부위까지 직장장간막과 함께 절제하고 구불결장과 남은 원위부 직장을 연결봉합하는 술식이다. 때로는 초저전방절제술로 항문강 시작 부위까지 전직장절제 후 결장-항문강 문합술을 시행하고 동시에 문합부의 치유가 안전하도록 하기 위해 횡행결장이나 회장말단부에 일시적 인공항문성

형술을 할 수도 있다.

〈 괄약근 보존술식 〉

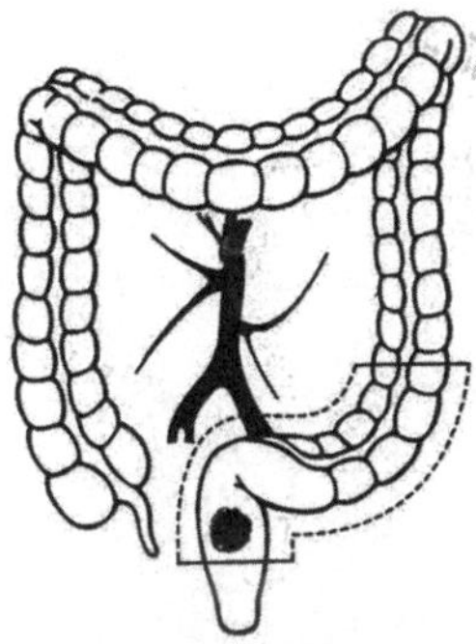

[저전방절제술 장절제범위]
(결장-직장문합술)

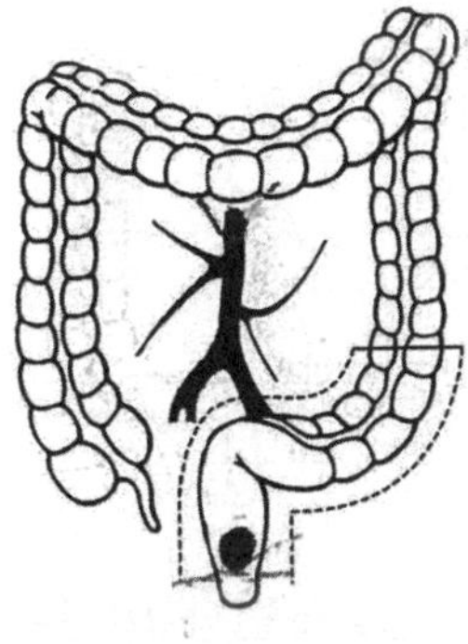

[초저전방절제술 장절제범위]
(결장-항문관 문합술)

■ 복회음부절제술과 인공항문 성형술

: 하부직장암 중 괄약근에 침범되었거나 암이 크고 골반벽 또는 주위장기에 침입되었을 때, 복부와 회음부를 통해 양측으로 접근하며 괄약근을 희생시키고 직장과 항문을 제거한 후 인공항문성형술을 하는 술식이다. 최근에는 골반하부의 장 절단과 문합을 위한 자동봉합기의 발달과 항문을 통한 접근법의 발전, 그리고 수술 전 항암화학요법과 방사선치료로 암 크기를 줄여 괄약근 보존 목적으로 저전방절제술 또는 초저전방절제술을 많이 시행함으로써 영구적 인공항문성형이 필요한 복회음부절제술은 점차 감소되어 현재는 10% 정도에서만 시행된다.

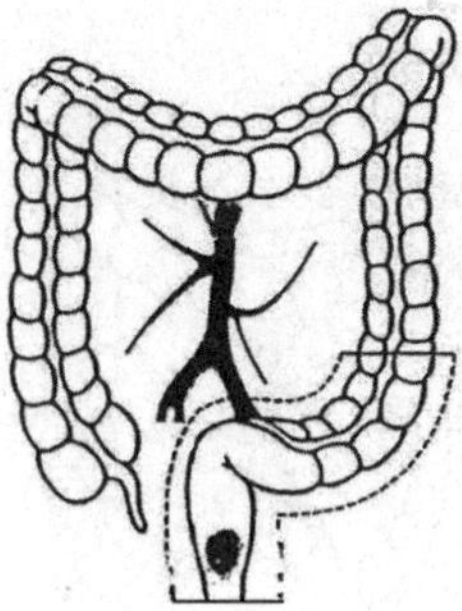

[복회음절제술 장절제범위]
(인공항문 성형술 필요)

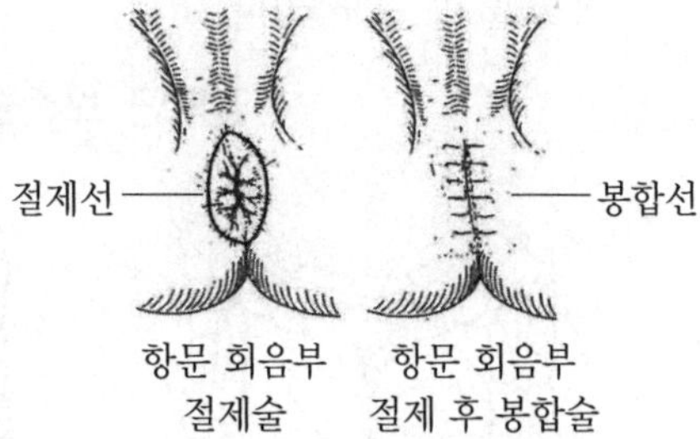

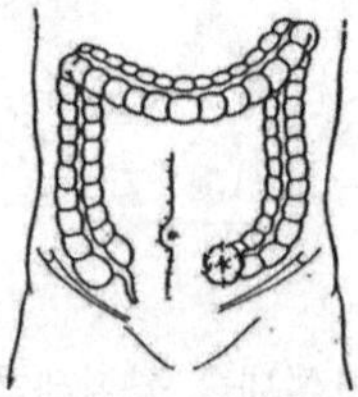

[복벽 S자결장]
(인공항문 개구부)

■ 경항문절제술

: 항문에서 10cm 이내의 직장에 위치한 3cm 이내 크기이고, 직장초음파 검사에서 병기 I 의 악성도가 낮은 암인 경우에 항문을 통해 손으로나 기구로 직장벽 전층을 절제하고 봉합하는 술식이다. 병기 I 이라도 근층에 침범되면 림프절 전이 가능성이 있으므로 다시 직장절제술을 시행하든지 술후 방사선요법을 시행하고 주기적 재발에 대한 검사를 한다.

그 외 항문 후방과 천골사이 피부절개에 의한 직장 접근법도 있다.

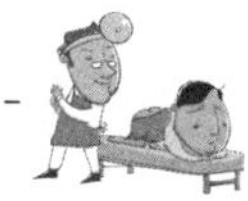

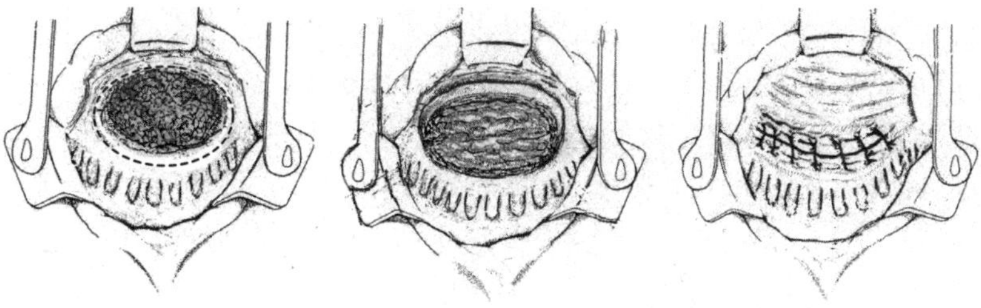

(a)
하부 직장암
절제범위선

(b)
직장벽 전층절제

(c)
봉합

[경항문 국소절제술 (a, b, c)]

■ 골반적출술

: 직장암이 주위 인접장기에 심하게 침투되었다면 근치를 목적으로 직장을 포함하여 방광과 전립선, 자궁과 질 등을 동시에 절제하는 광범위 수술이다. 인공항문성형술이 동반되고 방광제거에는 인공요루수술도 필요하다.

■ 고식적수술

: 수술 중 암이 너무 진행되어 종양절제가 힘들거나 의미가 없다고 판단되면 우회로(bypass) 수술을 하여 임시로 장의 통과를 원활하게 한다든지, 인공항문성형술을 하여 배변장애가 없도록 하는 등 증상호전과 향후 항암화학요법과 방사선치료를 원활히 하기 위해 시행하는 술식이다.

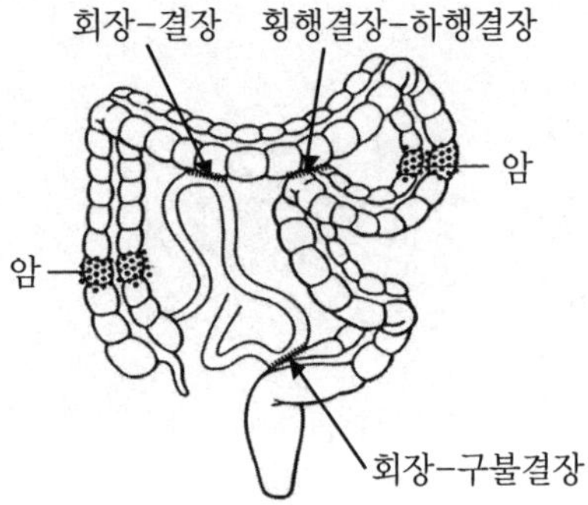

[우회로 문합수술방법의 종류]

※ 괄약근보존술식으로 항문을 살리는 것이 완치할 수 있는 수술을 대신할 수는 없다.

※ 직장암은 무조건 인공항문성형술을 필요로 하는 것은 아니다. 인공항문성형술 시행은 극히 적다.

인공항문(장루, ostomy) 성형술은 어떻게 시행하나

변의 통과를 위해 수술로써 몸의 모양과 기능을 변화시키는데, 인공항문이란 장의 일부분을 복벽을 통해 끌어 올려 피부에 고정하고 장벽에 구멍을 내어 항문 대신 그 구멍(stoma)으로 변이 나오도록 하고 변이 모일 주머니을 차고 있는 것이다. 즉 사람이 만든 항문이다.

- 인공항문의 형태는 암의 위치와 수술방법에 따라 구분하여 소장의 원위부인 회장을 사용하면 회장루(ileostomy), 횡행결장을 사용하면 횡행결장루, 구불결장을 이용하면 S자결장루(sigmoid colostomy)가 된다. 위치는 회장루는 우하복부, 횡행결장루는 우상복부, S자결장루는 좌하복부에 있다.
- 인공항문의 수술은 장을 절단하여 근위부를 끌어 내어 피부에 고정시켜 하나의 개구부를 만들고 원위부는 전부 제거하거나 또는 폐쇄하여 복강내에 고정시키는 단일 개구부형(말단형, end type)을 주로 시행하는데, 하행결장말단부나 S자결장을 사용한다. 때로는 올린 장을 그대로 3~4cm 절개하여 근위부와 원위부의 2개 개구부가 되는 수술(환상형, loop type)을 좀 더 간단하게 시행하는데, 일시적이거나 고식적인 경우에 횡행결장이나 구불결장 또는 회장말단부에 시행한다.
- 인공항문은 영구적인 것과 일시적인 것의 두 가지가 있다. 영구적인 것은 직장항문을 절제했거나 앞으로 항문으로 배변을 볼 가능성이 없을 경우에 시행하고, 일시적인 것은 직장항문을 보존하였

다가 어느 시기에 다시 항문으로 배변이 가능할 경우에 시행하는데 보통 3개월 후 수술로 인공항문을 제거한다.

◦ 인공항문 성형술은 직장암으로 복회음부절제술 후 만드는 말단형 S자결장루를 가장 많이 시행하고, 원발부위의 절제가 안 되는 경우에나, 장폐쇄증, 장천공 등의 응급수술에서는 변 배설을 위한 일시적 환상형 결장루를 시행한다. 회장루는 전대장 절제술 후나, 심한 우측결장 병변에, 또는 원위부의 장문합의 안전 치유를 위해 일시적으로 시행하나 전체적으로 시행 횟수는 매우 적다.

◦ 인공항문 개구부는 장점막으로 되어 있어 연붉은 색깔이고 축축하며 항문과 달리 괄약근이 없어 수시로 대변이 저절로 배출되므로 주머니를 이용해 변 관리를 한다.

◦ 인공항문 성형수술 하루 전날 의사와 간호사는 환자의 체형과 복부 진찰, 설 때와 앉을 때의 복벽의 상태 등을 평가하여 미리 개구부의 위치를 그려서 표시해 놓는다.

◦ **인공항문수술 전 환자에게 알려야 할 사항**

- 인공항문이란 무엇인가
- 인공항문의 필요성
- 부위
- 모양
- 주머니 착용
- 술후 관리의 필요성
- 인공항문 보유자들과의 만남
- 일상생활과 사회생활의 장애 유무

- 인공항문은 수술 중 장 연결이 불가능하거나 불안전할 때 시행한다.
- 항문제거 후 영구적으로 만든 인공항문 보유자에게는 다시 항문으로 배변은 불가능하다.

- 항문괄약근이 약해져 변실금증이 심한 고령자에게는 무리한 저전방절제술보다 인공항문성형술이 장기적으로 배변에 더 편할 수 있다.

※ 인공항문을 하느니 차라리 죽겠다고 말하는 사람도 있는 반면에, 살아있는 것을 감사하고 인공항문을 살기 위한 작은 일로 여기는 사람들도 많다.

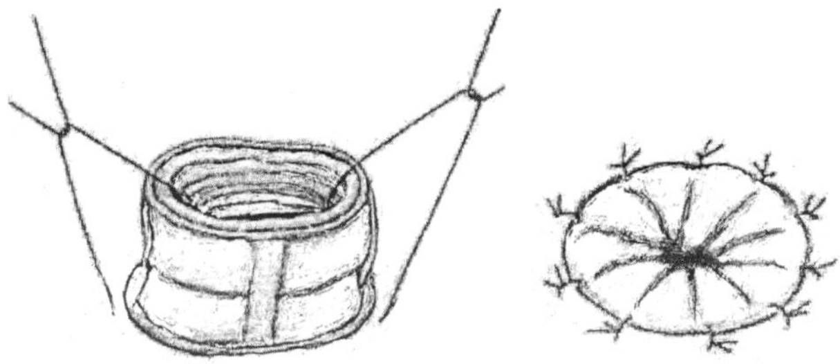

[장루 수술법]

S자결장루 :

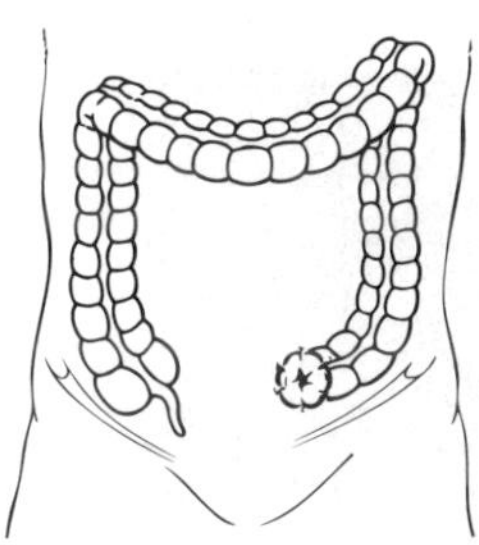

[복회음부 절제술 후 말단형 S자 결장루]

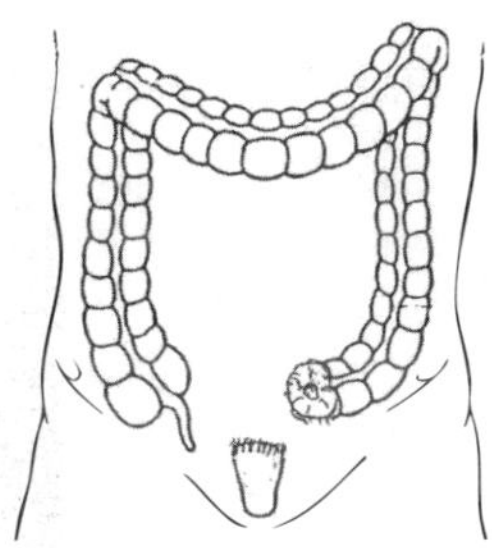

[저전방절제술 후의 장문합술을 하지 않은 S자결장루:하트만 결장루]

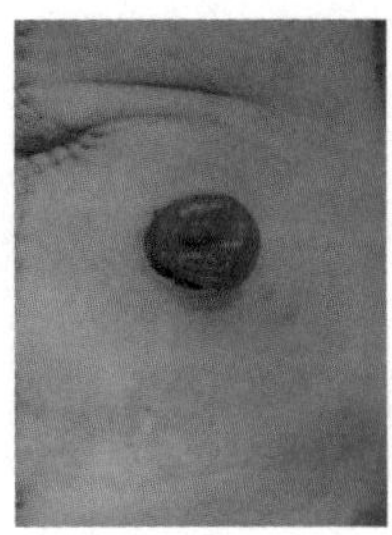

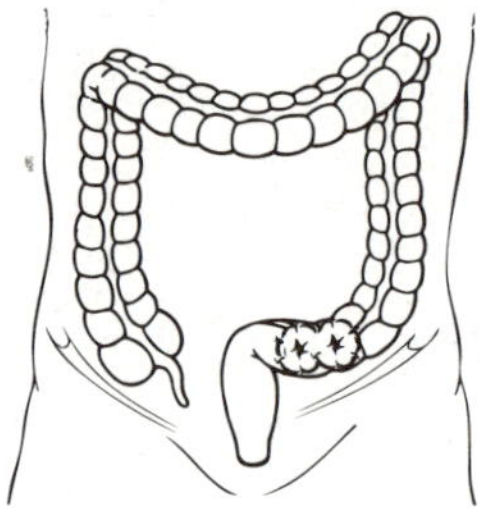

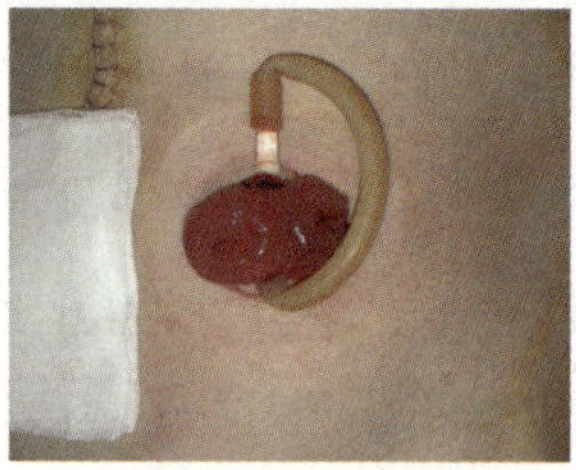

[환상형 S자 결장루]

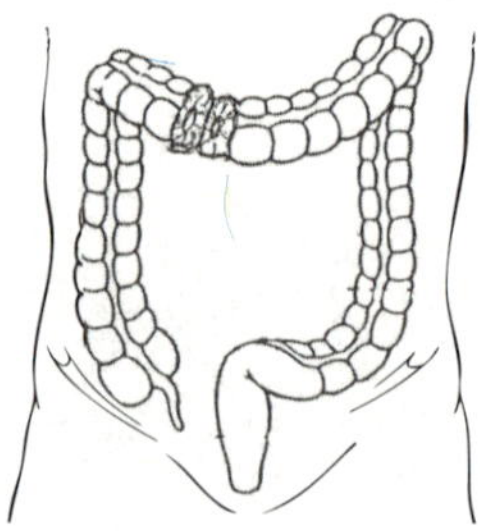

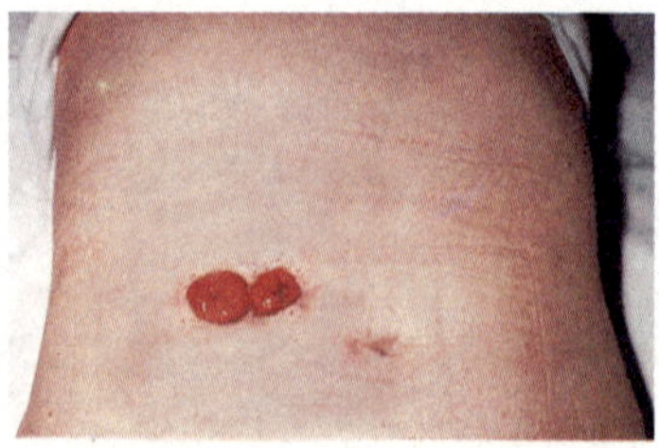

[횡행결장루, 환상형]

회장루 :

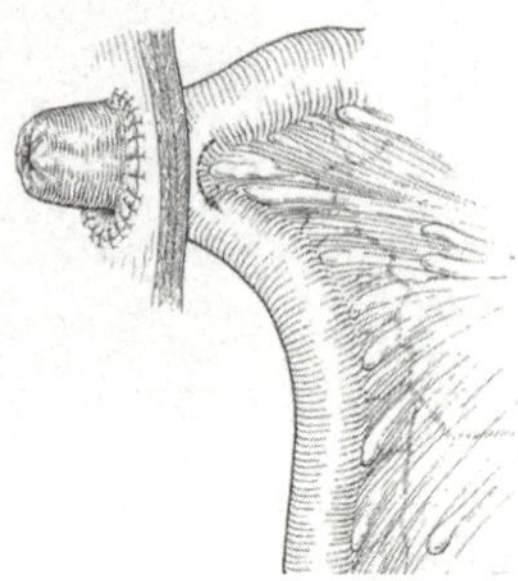

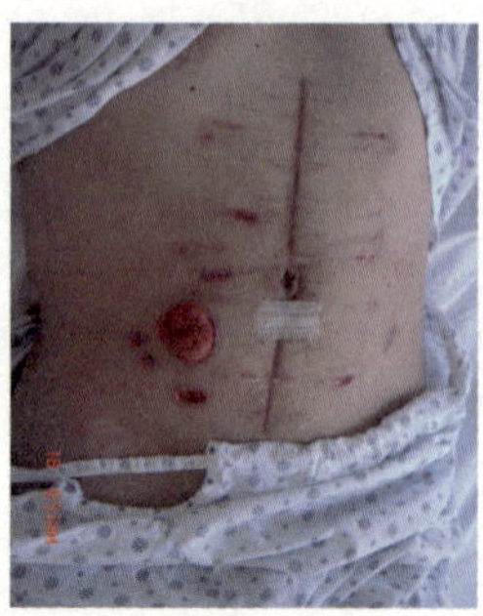

[환상형 회장루]

복강경대장절제술(Laparoscopic resection)은 어떻게 하나

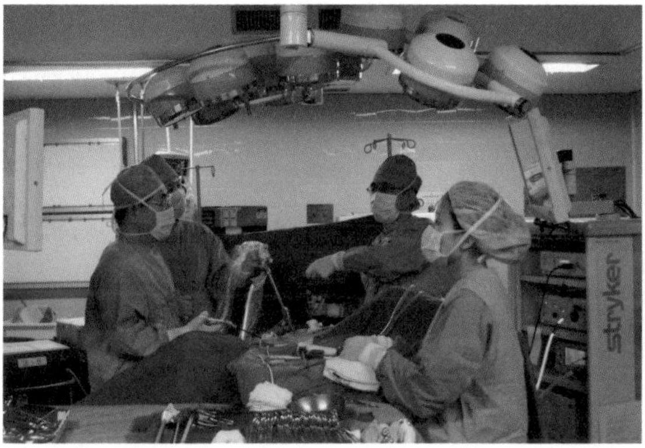

대부분의 대장암 수술은 복부의 중앙에 상하로 20cm 정도의 개복하는 절개창을 만들어 대장절제술을 시행하였으나 20년 전부터는 복벽을 관통하는 침으로 이산화탄소를 주입하여 팽창된 복강을 만든 후, 개복 절개창 대신에 1.0cm 정도의 작은 절개창을 3~4개 만들고 배꼽부위의 절개창으로 가늘고 긴 비디오 카메라가 달린 복강경을 넣고, 그 다음 확대근접 시야를 만드는 영상모니터를 통해 보면서 투관침을 통해 감자기구, 대장 자동절단문합기구 등을 넣어 장절제와 문합을 시행하는 복강경수술 방법이 많이 시행되고 있다.

복강경 결장절제술 후 장문합술은 우측결장과 좌측결장에는 5cm 크기의 절개창을 만들어 체외문합술을 시행하는 "복강경보조수술"이 편리하고, 구불결장이나 직장에는 항문 또는 질을 통해서 절단된 장을 배출시킨후 체내문합술을 시행하는 "완전 복강경수술"이 간편하고 문합을 위한 피부의 상처가 남지 않는 이점이 있다.

◦ 복강경수술의 장점

단기적 : – 아주 적은 절개창
– 대장과 복강의 작은 손상
– 출혈 감소
– 동통 감소
– 감염 감소
– 빠른 장기능의 회복
– 입원일수의 단축

장기적 : – 복벽 탈장 발생률의 감소
– 장유착의 감소
– 면역기능 충격의 감소

◦ 복강경수술의 단점

- 술전 병기가 Ⅲ기 일부나 Ⅳ로 높은 경우, 종양이 너무 큰 경우, 복강내 장유착이 심한 경우, 비만으로 복벽이나 장간막이 너무 두꺼운 경우에는 기술적으로 시행이 어렵다.
- 수술시간이 개복술보다 더 많이 걸린다. 그러나 복강경수술에 숙달된다면 시간적 차이는 별로 없을 수 있다.
- 복강경기구의 움직임이 제한적이어서 수술자와 조수들과의 상호 호흡이 잘 맞아야 수술이 잘 진행될 수 있다.
- 복강경수술기구 사용으로 수술비가 개복술보다 더 많이 든다.
- 복강경수술은 종양적 측면에서는

  – 림프절 절제가 충분히 시행될 수 있는가,

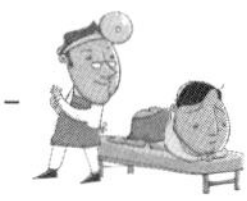

- 복강내 암의 진행상태를 개복술만큼 잘 볼수 있는가,
- 복강경절개창 부위에 드물지만 암세포 전이가 남게되지 않나 등의 의문사항이 있다.

  여러 보고에서 결장암이나 직장암의 림프절 제거율이나 5년 생존율 등 여러 측면에서 개복술과 큰 차이가 없다.

◦ 결론적으로 복강경수술을 숙련된 외과의사가 시행한다면 앞으로 표준적 수술방법이 될 수 있다고 생각된다.

대장암에 대해 개복술로 시행되는 모든 수술 술식은 복강경수술로도 시행 할 수 있다.

• 복강경수술의 특징은 시행 중에
  - 해부학적 변형으로 장의 박리 또는 절제가 힘들 경우나,
  - 암의 주위 조직 침투가 너무 심할 경우,
  - 또 수술 시야를 가리는 출혈이나 장천공이 있다면, 즉시 복강경수술을 중단하고 개복술로 전환한다는 것이다. 이러한 전환율은 10~30% 정도인데 중도의 전환은 의사의 자존심의 문제가 아니고, 환자나 의사를 위한 올바른 선택이라 할 수 있다.

 # 저자가 비슷한 조건의 직장암 환자들을 대상으로 복강경절제술과 개복절제술의 각 50례에 대한 성적을 비교분석한 결과(2006년)는 다음과 같았다.

▪ 수술 시간은 비슷하였다.
▪ 절제된 조직의 병리소견 결과는 비슷하였다.

- 입원기간은 복강경절제술이 더 짧았다.
- 수술 합병증은 복강경절제술이 더 적었다.
- 치료비는 복강경절제술이 개복술보다 10% 정도 많았다.
- 단기적 재발율은 복강경절제술이 적었다.
- 복강경절제술에서 개복술로의 전환율은 10%였다.

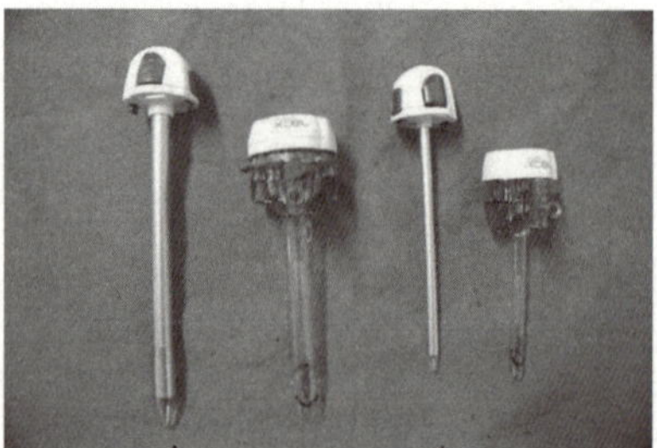
10-12mm 5mm

[복강경수술용 투관침]

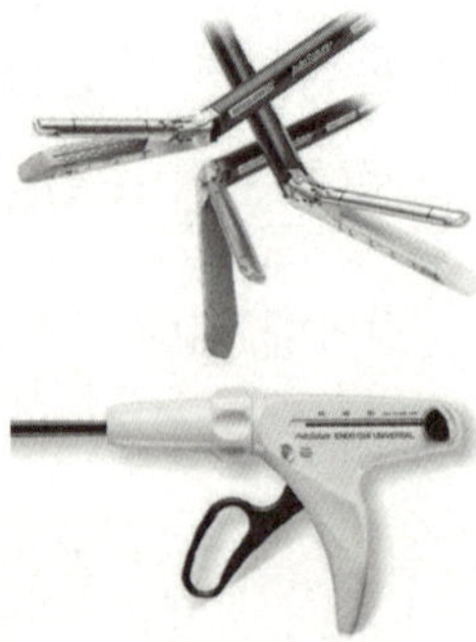
Sizes of blade : 30, 45, 60mm

[복강경수술용 장절단 기구]

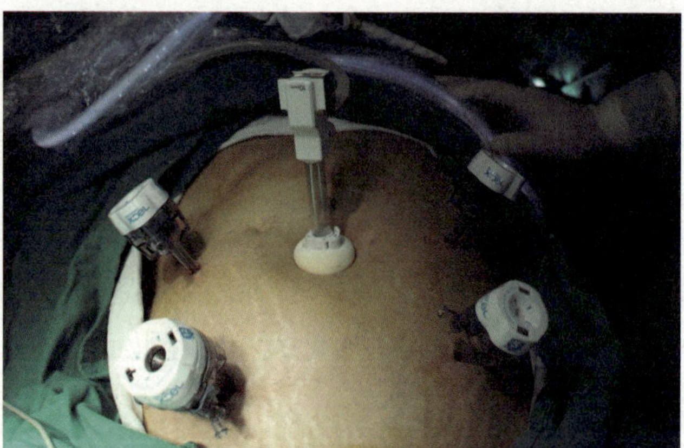

[저전방절제술시 투관침 삽입]

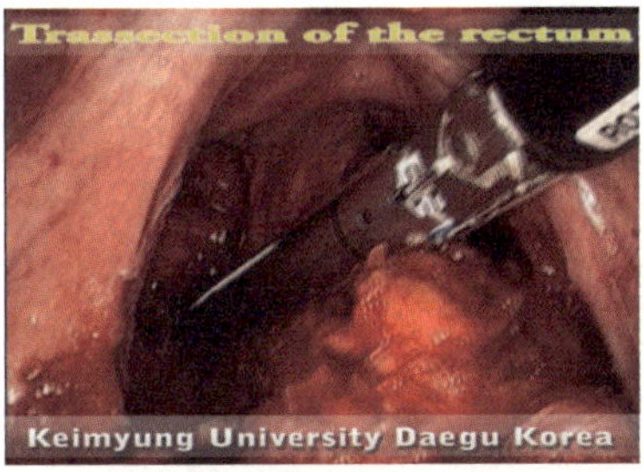

(복강경수술용 장절단기로 장절단 중)

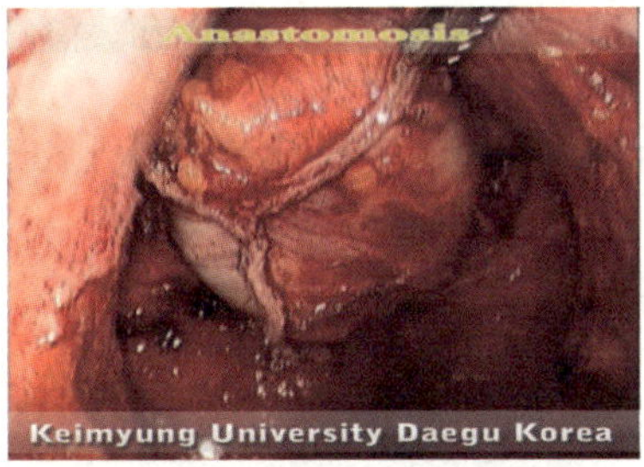

(장절단 후 원위부직장절단면)

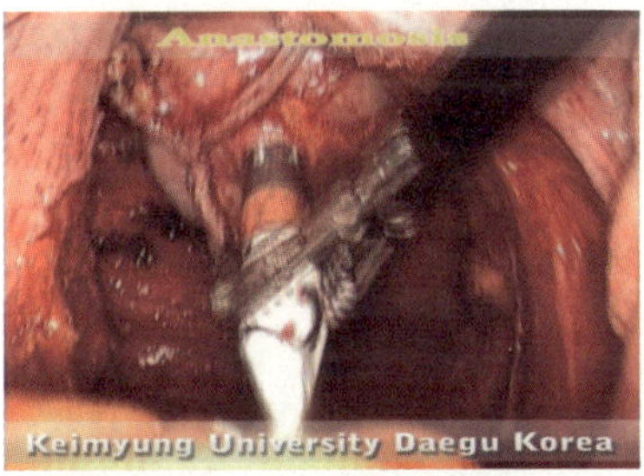

(장문합기로 문합시행 중)

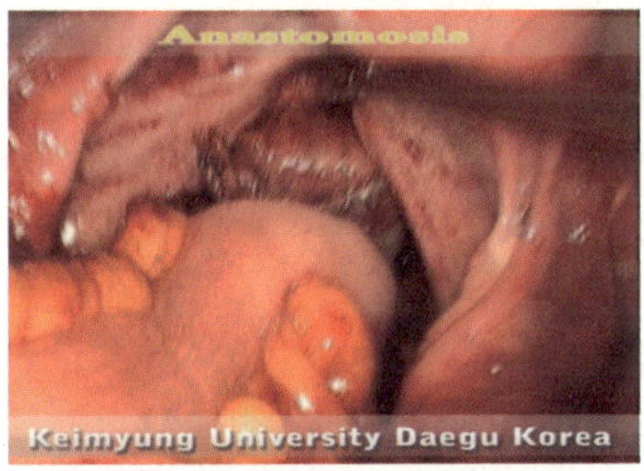

(장문합 후)

[복강경 저전방절제술 수술과정]

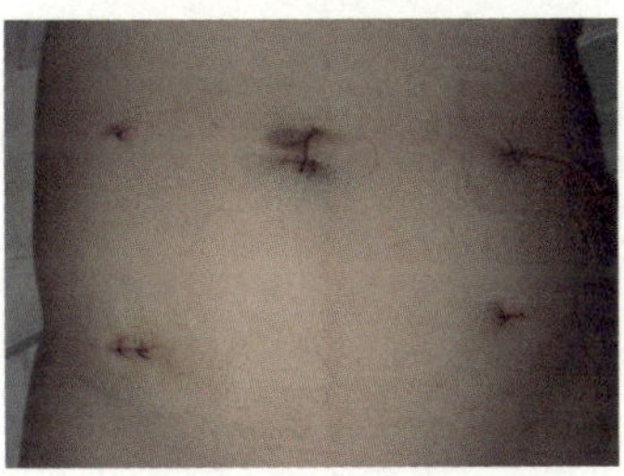

저전방절제술 후

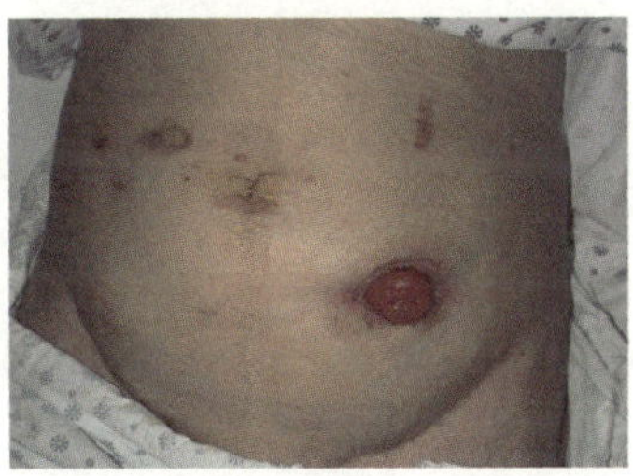

복회음부절제술 및 인공항문성형술 후

[직장암의 완전 복강경수술 후 복부 상처]

복강경수술에 대해 질문할 사항

- 복강경수술이란 어떤 것인가
- 복강경수술의 장점과 단점은 무엇인가
- 개복수술만큼 암수술이 잘 될 수 있는가
- 수술비용은 많은가
- 복강경수술의 경험은 많은가

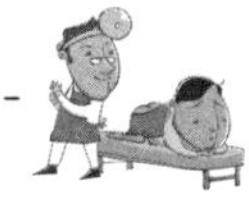

로봇 수술(Robot surgery, Robot-assisted laparoscopic surgery)은 어떻게 하나

2000년 이후 로봇수술이 전립선절제술을 위시하여 여러 분야의 외과수술에 시행되어 왔다. 최근에는 대장암을 포함하여 여러 종류의 대장절제술에도 "로봇보조 복강경수술" 또는 "로봇수술"이 점차 증가하고 있다.

로봇수술이란 1cm 미만의 작은 피부절개창을 통해 몸안에 삽입시킨 아주 작은 로봇팔이 몇 미터(m) 떨어진 조종용 탁자에서 컴퓨터에 의한 원격조종기구를 통해 수술자의 손 조작에 따라 움직이면서 기구수술을 사람이 하는 것과 같이 시행하는 것이다.

따라서 수술자체는 수술자가 시행하는 것이지 로봇이 하는 것은 아니다. 로봇대장절제수술은 미국 인튜이티브사(Intuitve surgical)의 다빈치(da vinci surgical system) 장비를 사용한다.

◦ 다빈치의 구성요소 3가지

- 수술자가 앉아서 원격조종할 수 있는 조종석(console)
- 환자편에서 작동되는 수술자에 의해 조절되는 4개(3개-기구용, 1개-카메라용)의 로봇팔본체
- 수술부위 시야를 3차원(3-dimension) 입체영상으로 만드는 복강경용 설치장비.

◦ 로봇대장절제술은 복강경대장절제술과 비슷한 적응증을 가

지는 최소침습수술이지만 비교하면 기술상 더 많은 이점이 있다.

- 복강경수술의 2차원영상 대신에 로봇수술은 3차원 입체영상으로 5~10배의 고배율로 확대되어 개복수술과 비슷한 시야와 깊이를 확보할 수 있으므로 더 정교하고 민첩하게 수술할 수 있다.
- 로봇팔의 움직임은 사방 회전과 관절굴절과 굴곡이 자유롭다.
- 시야의 떨림현상이 없다.
- 수술자가 앉아 편안한 자세에서 움직임이 적으므로 피로가 적다.
- 내시경미세봉합수술도 가능하다.
- 수술참여 인원이 수술자 1명과 케메라와 기구조절하는 조수1명이다.

◦ 그러나 단점도 있다.

- 로봇팔의 장착과 분리에 시간이 걸린다.
- 조직접촉감이 없다.
- 투관침설치가 제한되어 복강내 타 부위로 이전이 힘들다.
- 절제된 장의 배출과 장문합술은 기존의 복강경수술과 같다.
- 수술시간이 더 많이 걸린다.
- 가장 중요한 것은 로봇수술비용이 복강경수술의 3~4배 비싸다.

로봇대장절제술은 복벽을 통해 복강경수술용 투관침을 복강내에 진입시킨 후, 필요한 카메라와 수술기구를 장착한 로봇팔을 투관침에 삽입하여 수술자의 원격조종으로 로봇팔을 움직임으로 수술을 시작한다.

대장암에 대한 로봇수술은 복강경수술로 어려울 경우나 복강경수술의 제한점을 보강하기 위해 시행할 수 있다. 또 복강경수술보다 출혈 등의 합병증이 적다는 이론적인 장점이 있으나 결장암에서의 로봇수술의 이점은 뚜렷하지 않다.

그러나 중하부직장암 환자 중 협소한 골반이나 복부비만에는 로봇수술이 더 유익할 수 있다. 복강경수술용 긴 기구보다 작고 더 자유롭게 움직일 수 있는 로봇팔로 어려운 공간적 움직임을 더 쉽게 하여 골반벽림프절제술과 전직장장간막절제술에 효과적이고, 확대 정밀한 시야로 골반내 신경층을 보존하여 요실금이나 성기능장애를 감소시킬 수 있다.

대장암에 대한 로봇수술은 복강경수술보다 기술상 이점은 있으나, • 복강경수술에 비하여 고가의 로봇수술비용, • 복강경수술처럼 널리 시행되지 않고 있음, • 아직 복강경수술 만큼 확실히 증명된 바가 없음, • 로봇수술의 적은 적응증 등으로 현재 복강경수술을 대치할 정도에 이르지 못하였다.

또한, 여전히 많은 수술자들은 로봇수술이 기술상 안전하고 효과적 일수도 있으나, 숙련된 복강경수술이 로봇수술에 비하여 전혀 열등하지 않으며 비용대비에 더 효과적이라고 생각하고 있다.

◦ 로봇수술에 대한 질문사항

- 로봇수술이란 어떤 것인가
- 로봇대장절제술은 어떻게 시행하나
- 로봇수술의 장점은 무엇인가

- 로봇수술시간은 얼마나 걸리나
- 로봇수술의 비용은 얼마인가
- 복강경수술보다 효율성이 확실한가

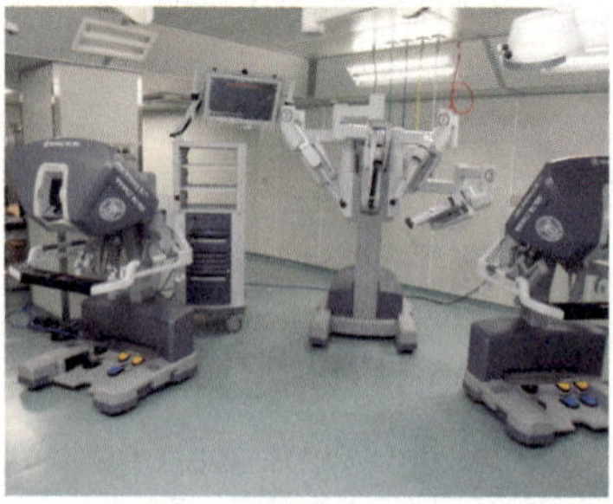
(조종석, 복강경장비, 로봇팔본체)

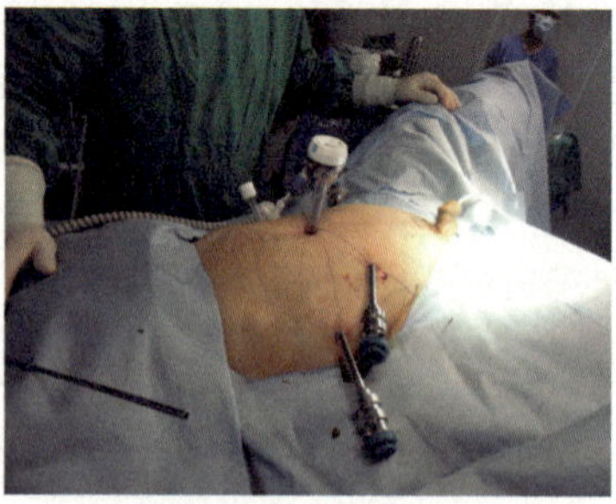
(복강경 투관침 삽입)

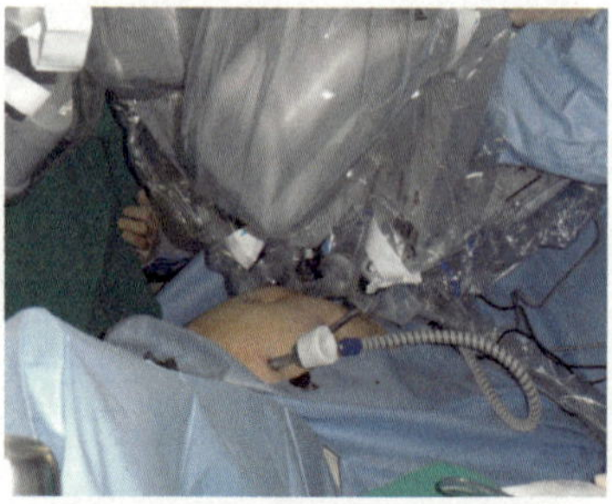
(로봇팔의 복강경투관침과의 장착)

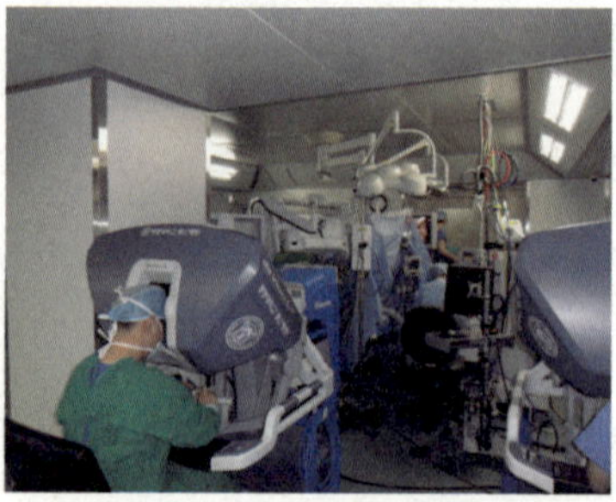
(로봇 수술 중 원격 조정 외과의사)

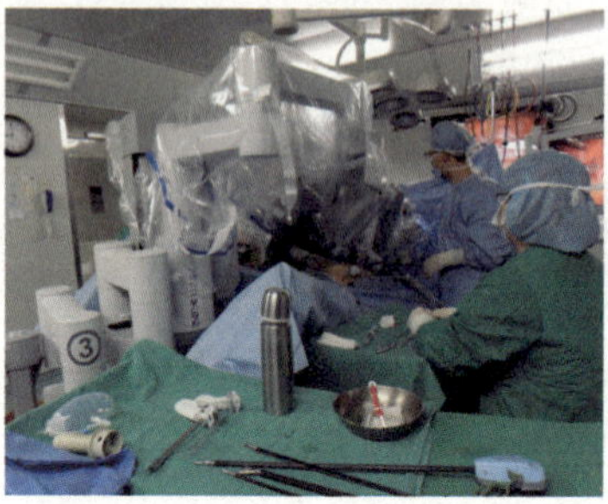
(수술대의 로봇팔의 기구를 조작하는 조수)

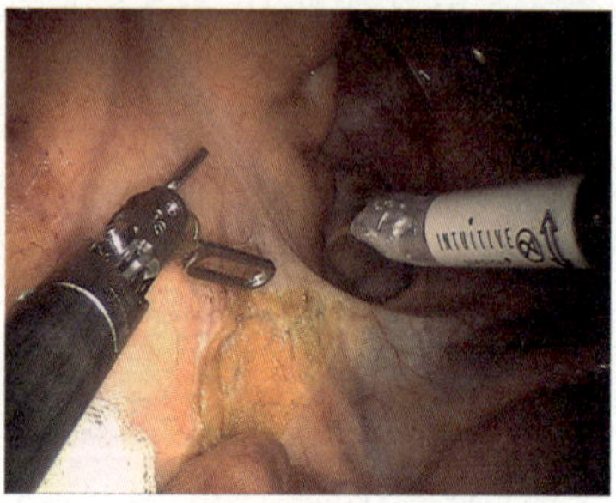
(로봇 수술 중 장면)

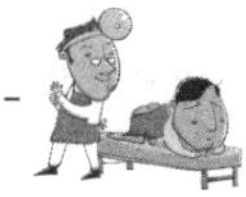

수술합병증에는 어떤 것이 있나

대장암 수술에 생기는 위험은 다른 복부 수술과 비슷하다. 전신마취에 따른 위험, 수혈이 요구되는 출혈, 수술 후 감염 등이다. 수술위험은 개인적 사항 즉 환자의 초기 건강상태, 암의 병기, 수술자의 기술 등이 관련되므로 미리 정확하게 예측할 수는 없다.

수술을 받기 전에 긴장이나 염려가 되는 것이 보통이다. 그러나 수술은 위험과 이익 사이의 교환이므로 암 치료라는 큰 도전 앞에서 작은 위험은 감수해야 한다.

■ 출혈

수술 중 혈관손상으로 너무 심한 출혈이 지속된다면 저혈압쇼크나 심장마비가 올 수 있고 대량수혈에 의한 혈액응고인자의 파괴로 지속적 출혈, 장기손상 또는 혈액내 간염바이러스의 전염이 올 수 있다. 수술 중 철저한 지혈과 정확한 혈관결찰을 해야 한다.

■ 복벽 또는 복강의 감염

대장세척을 시행했더라도 세균이 남아 있기 때문에 수술 중 대장절개에 의한 감염으로 복강내 염증이나 복벽염증이 생긴다. 복벽염증은 수술 후 3일 전후 복벽 봉합부위 동통과 발열이 있으면 의심되고 치료로 배액술이 필요하다. 복강내 감염은 수술 후 1~2주 내 전산화단층사진으로 발견되면 항생제 치료를 시행하나 때로는 농양에 대하여 수술적 처치가 필요할 수 있다.

■ 문합부 누출

장문합부의 일부 또는 전체가 혈액순환장애 나 문합부의 긴장이나 기술적 실수로 파열되어 장내용물이 복강내에 고여 국소적 또는 광범위한 복막염을 일으킨다. 보통 수술 후 3~5일 사이에 발열과 복통으로 시작한다.

방사선검사에서 작은 누출은 관찰, 금식과 고농도 영양주사요법, 항생제 투여로 치료하나 큰 누출은 위험하므로 재수술로 치료해야 한다.

직장누출은 일시적인 인공항문성형술과 누출부의 봉합술을 해야 한다. 결장누출은 누출부위 봉합 또는 누출부위를 포함하는 장절제술과 재문합술을 한다. 통계적으로 10%에서 장누출이 있고 5%에서 재수술이 필요하다. 복막염이 심하고 적절한 치료가 안되면 폐혈증으로 사망할 수 있다.

■ 문합부 협착

대장절제술에서 직접 손으로 시행하는 수기문합술이든 더 흔히 시행하는 자동봉합기문합술이든 문합 부위의 직경이 너무 좁게 수술이 되거나, 또는 문합부위 염증발생이나 방사선치료후의 조직섬유화가 발생하여 문합부위의 좁아짐(협착)이 초래되어, 변의 원활한 통과가 안되어 장폐쇄증이 발생할 수 있다.

확진은 직장수지검사, 대장조영술, 전산화단층사진, 대장내시경검사로 한다. 직경이 1.0cm 이하이면 증상이 지속될 수 있다. 대부분 변완화제와 음식조절로 증상이 좋아지나, 호전이 없으면 장확장기를 사용하는 내시경확장술, 항문을 통한 협착절제술, 또는 드물게 개복수술 치료가 필요할 수도 있다.

■ 소장 폐색증

대장수술 후 급격한 소장의 위치 변동, 수술 후 지속적 장 마비증, 복강내 염증 등으로 소장의 뒤틀림과 급한 굴절이 발생해 장내용물의 통과를 어렵게 만든다. 복통, 구토, 복부팽만, 변비 등의 증상이 나타난다. 방사선검사에서 부분적 폐색증이면 금식, 수액주입, 위 배액관에 의한 감압, 운동 등으로 관찰치료하나 증상이 지속적이고 심한 장폐색증은 응급수술이 필요할 수도 있다.

■ 성기능 장애와 배뇨장애

방광과 전립선, 자궁과 질에 분포되는 골반내 자율신경이 직장암 절제술 중 손상되기 쉽다. 이로 인해 특히 남자에게 배뇨장애, 발기부전과 사정부전의 성기능 장애가 올 수 있는데 배뇨장애는 6개월 내지 1년 사이에 서서히 회복되나, 성기능 장애는 회복이 안 되는 경우가 많다. 비뇨기과 의사와의 상담 또는 약물치료가 필요할 수 있다. 여성의 성기능 장애는 비교적 적으나 질 건조, 성교동통이 있을 수 있다. 그러나 최근에 자율신경 보존에 관심을 많이 가지고 수술하므로 이런 합병증은 많이 감소되었으나 아직 10~30%에서 장애가 나타난다. 종양이 크고 주위조직으로 침투가 심할 때, 나이가 많은 환자에게, 복회음부절제술 후에 잘 생긴다.

■ 장 기능 변화

대장절제술 후 수술의 종류, 문합부위에 따라 기능의 변화가 일시적 또는 장기간 올 수 있다.

- 우측대장절제술 : 경미한 설사가 동반되나 수개월 후 정상이 된다.
- 좌측대장절제술 : 비교적 큰 장애가 없다.
- 직장절제술 : 직장의 문합위치가 낮을수록 "전방절제술 증후군"으로 인하여 변횟수 증가, 변급박, 경한 변실금이 올 수 있다. 이런 장애는 결장-항문 문합술, 또는 회장-항문 문합술 후 흔히 생긴다.
  대변 횟수는 결장-항문 문합술에 하루 7번 이상, 회장-항문 문합술은 10번 이상 정도이나 차차 감소되어 1~2년 후에는 하루 4~5번 정도가 된다.

■ 유착

유착은 수술 후 복강내부 장기의 표면 사이에 형성되는 반흔조직이다. 유착은 대장암 수술이 흔히 광범위하기 때문에 수술 후 드물지 않고, 장표면과 복벽, 골반벽의 막 사이에 형성될 수 있다. 하복부나 골반부의 방사선치료는 유착을 증가시킨다.
유착은 심하면 동통을 일으킬 뿐 아니라 완전 또는 부분적 장폐색증으로 문제가 된다. 그러나 유착이 있다고 다 증상이 있는 것은 아니다.
어떤 사람은 다른 사람보다 체질적으로 더 유착을 만든다. 유착이 형성 안 되도록 보장할 수 있는 것은 없지만 유착이 형성되는 것을 줄이기 위해 또는 유착에 의한 증상을 최소화하기 위해 취할 수 있는 방법이 있다.

– 활동하라 : 적당한 운동이나 활동은 복부근육을 움직이게 하고

장을 더 활동적으로 만든다.

- 고지방 음식을 피하라 : 지방이 많은 음식은 천천히 움직이는 경향이 있다. 느린 장운동은 유착형성을 더 조장한다.
- 음식에 섬유질의 표준량을 유지하도록 하라 : 섬유질은 장근육을 운동시켜 유착 방지에 도움을 주거나 이미 형성된 유착을 더 악화되지 않도록 돕는다.
- 가스를 형성하는 음식을 줄인다.
- 적은 양의 음식을 5~6번 자주 먹는다.

■ 설사

설사는 대장암절제술 후 소장에서 대장으로 오는 변이 액성이기 때문에 흔히 생긴다. 즉 대장 기능의 하나는 액성대변에서 수분전해질을 흡수하여 고형변을 만드는 것이므로, 대장절제수술 후 수분이 변에서 효과적으로 흡수될 수 없어 액성변 또는 설사를 유발한다.

설사는 화학요법이나 복부골반 방사선치료 후 흔한 합병증이므로 치료동안 환자가 겪는 설사의 정도를 감시하는 것이 중요하다. 적절한 영양을 흡수하고 탈수가 되지 않도록 확인하는 것이다.

어떤 수술방법에 의해서 통제되지 않는 설사가 하루 7~8회 있다면 걱정이지만 대장암에서의 설사는 거의 치료가 될 수 있다. 완전히 제거되지 않을 수도 있으나 시간이 지나면 점차 일을 하는데 방해가 안 될 정도로 통제가 가능하게 된다.

대장암 환자의 설사를 관리하는데 도움이 되는 몇 가지 방법이 있다.

- 세균감염에 의한 설사방지를 위해 음식물 섭취에 주의해야 한다.
- 의사에게 설사치료 처방을 묻는다.
- 저섬유질 음식 또는 설사를 줄일 수 있는 저잔류식 음식에 대해 의사나 영양사에게 묻는다. 처음에는 유동식을 하루 5~8번 소량으로 시작하는 것이 좋으며 장운동 증가로 설사를 유발할 수 있는 당이나 지방이 많은 음식, 맵고 짠 음식을 피한다.
- 설사 때 갈아 입을 옷을 늘 준비한다.
- 어디를 가든 가까운 화장실 위치를 확인하라.
- 치료해도 하루 6번 이상, 2일 이상 지속되거나 열이나 복통이 동반된다면 의사를 찾아야 한다.

■ 변비

굳고 건조한 변인 변비는 대장암치료를 받은 환자에게 설사보다는 빈도가 낮지만 발생할 수 있다. 과도한 약제사용이나 장부종을 일으킬 수 있는 방사선치료는 장운동을 지연시킬 수 있고 장문합부가 너무 좁으면 변비가 올 수 있다. 변비에 대해 관심을 기울여야 하는 이유는 의학적 응급인 장폐색증의 가능성 때문이다.

만약 장의 운동이 늦어지면

- 충분한 수분, 과일, 열매나 씨앗 같은 변의 제거에 효과적인 음식섭취
- 아침 식사량을 늘이고 규칙적으로 먹는 것
- 야채와 과일, 통곡류 등 고섬유질 음식섭취

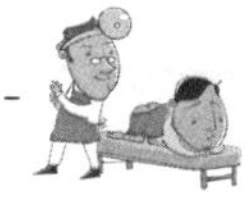

- 운동 : 하복부 마사지, 골반부 운동, 회음부 자극운동
- 변비를 치료할 수 있는 약 처방이 도움이 된다.
- 3일 동안 장운동이 없거나 설사제를 사용해도 2일 이상 배변이 없거나 지속적 복통이 있으면 의사를 찾아야 한다.

기질적 원인이 확실하면 수술적 방법을 권유받을 수도 있다.

■ 방귀

대장암 수술 후 방귀 횟수가 늘 수 있는데 원인은 다양하다.

- 장내 세균의 변화나 장수술이 장운동에 영향을 줄 수 있으므로 규칙적으로 되도록 기다린다.
- 가스를 형성시키는 섬유질 음식(콩, 땅콩, 버섯)의 섭취를 피한다.
- 빨리 먹는 것을 피한다.
- 탄산음료, 껌, 전분, 당분이 많은 음식을 피한다.
- 항생제는 좋은 세균의 감소를 유발할 수 있으므로 장기간 사용을 금한다.

때로는 부분폐색증으로 가스가 차 있다가 조금씩 자주 배출될 수도 있으므로 적절한 치료가 필요할 수도 있다.
수술 후 1주일이 지나도 방귀가 없이 복부팽만을 보이는 장 마비증은 원인을 찾으면서 금식과 수액요법 및 운동으로 관찰치료를 하여 호전되도록 2주 정도 기다려 본다.

◉ 수술에 대해 환자가 물어야 할 사항

- 어떤 종류의 수술방법인가
- 수술이 가장 좋은 치료방법인가
- 수술을 받지 않으면 어떻게 되는가
- 수술이 암을 치료할 확률은 어느 정도인가
- 예후는 어떠한가
- 수술 전에 다른 처치가 필요한가
- 수술 받을 만큼 체력이 되는가
- 수술 위험도는 어느 정도인가
- 수혈을 꼭 받아야 하는가
- 수술 후 통증이 심한가
- 인공항문을 해야 하나, 영구적인가, 일시적인가
- 얼마나 입원해야 하나
- 수술후 주의해야 할 음식물은 무엇인가
- 장기능, 성기능, 방광기능 등의 장애가 있는가
- 수술 후 정상활동이 가능한가
- 지속적 부작용은 무엇인가
- 수술비용은 얼마정도 인가
- 수술 후 다른 방사선 또는 약물치료 등이 필요한가
- 이 수술에 대한 경험은 많은가
- 복강경수술이 가능한가

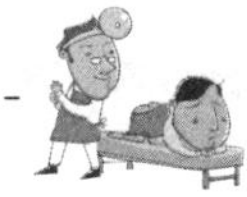

수술 후 치료 계획은 어떻게 되나

대장암은 각 사람마다 다르게 발생하므로 치료에도 많은 방법이 있다. 어떤 치료가 가장 좋은가를 결정하는 것은 매우 어려울 수 있다. 수술 후 어떤 치료계책을 따를 것인가를 결정할 때 생각해 보아야 할 중요한 사항들이 있다.

○ 수술후 치료책략에 대한 결정

◦ **치료결정을 쉽게 하는데 도움되는 조언 :**

- 어떤 다른 치료가 관여하는지 확인하라
  - 무엇을 사용하는가
  - 얼마나 오래 지속되는가
  - 다른 사람에게 얼마나 효과적이었나
  - 환자에게 어떻게 느껴지나
  - 가능성 있는 위험이나 부작용은 무엇인가
- 만약 환자가 어떤 사항을 잘 이해하지 못한다면 의사에게 묻기를 두려워 말라. 치료로부터 기대하는 것이 무엇인지 제대로 아는 것은 암 치료에 대한 염려를 완화시킬 수 있고 일어나는 변화의 조절을 잘 하게 한다.
- 치료로부터 얻고자 하는 것에 대해 자신에게 물어보라. 이것은 환자마다 다르고 그 암이 어느 병기인가, 생의 어느 곳에 있는가에 영향을 받을 수 있다.

- 환자의 염려와 관심을 의사와 환자가 믿고 사랑하는 사람과 상담하라.
  - 옳고 그른 결정은 없으니 환자에게 가장 좋은 것만 하라. 대장암을 진단받는 각 환자의 증상이 다르므로 한 환자에게 좋았더라도 다른 환자에게도 좋은 적용이 될 수 있는 것은 아니다. 환자의 요구, 희망, 가치와 신념에 가장 알맞은 결정을 하라.

◦ 수술후 치료의 감시

'그것이 잘 될까?' 하는 의문이 새로운 치료를 시작한 후 환자의 생각을 차지한다. 질문에 답하기 위해 의사는 치료가 진행되면서 치료의 효과를 감시할 것이다.

감시는 신체검사, 영상검사(전산화단층사진, 자기공명영상사진, 양전자단층사진, 대장조영술), 혈액검사, 대장내시경검사를 통해 시행된다. 검사들의 목적은 환자가 처음 치료를 시작했을 때 의도된 방법으로 치료에 잘 반응하고 있는지 보는 것이다. 그러나 목표는 매 치료마다 다 같을 수는 없다. 예를 들면 어떤 치료는 종양을 반드시 제거하는 것이 아니고 줄이는 것이고, 어떤 치료는 종양이 더 멀리 퍼지는 것이 없이 안정적 크기가 되는 것을 목표로 한다.

환자가 새로운 치료를 시작할 때 의사에게 물어야 할 것은

- 치료의 목표는 무엇인가?
- 치료에 대한 반응은 어떻게 그리고 언제 감시할 것인가?

하는 것이다. 이런 것을 미리 아는 것은 '혹시 치료가 잘되고 있는가?' 하는 의구심에서 오는 걱정을 덜어 줄 수 있을 것이다. 예를

들면 6개월 정도의 화학요법을 받았다면 치료와 그 효과에 관심을 나타내는 것은 당연한 반응이다.

제6장
대장암의 보조치료

- 보조치료는 어떤 것이 있는가
- 방사선치료는 어떻게 시행하나
- 항암화학요법(항암제치료)은 어떻게 시행하나
- 분자표적치료란 무엇인가
- 임상시험이란 무엇인가
- 보완의학과 대체의학은 무엇인가
- 대장암치료 후 중요한 증상적 문제는 무엇인가

제 6 장

대장암의 보조치료

보조치료는 어떤 것이 있는가

대장암치료에서 수술에 더하여 수술전이나 수술후 항암제 투여나 방사선 투과를 단독 또는 병용(chemoradiation)으로 시행하여 국소적 또는 전신적으로 암세포를 살생파괴하여 완치율을 향상시키고, 재발을 줄이고, 장기 생존율을 증가 시킬려는 치료이다.

- 보조치료(adjuvant therapy)는 암의 위치와 암의 병기에 따라 요법에 차이가 있다. 결장암에서는 항암화학요법이 주로 시행되나, 직장암에는 항암방사선 병용요법이 흔히 사용되는데, 그 이유는 국소와 전신의 치료를 겸하면서 효과도 더 크고, 또 항암제가 암을 방사선에 더 민감하게 만든다고 알려져 있기 때문이다.
- 최근 보조치료를 수술 전에 시행하기도 하는데 이를 신보조치료(neoadjuvant therapy)라 한다. 직장암의 병기를 검사상 안 후

수술보다 항암방사선치료를 먼저 시행하여 암의 크기를 줄여서 수술절제를 더 쉽게 하거나 때로는 항문괄약근보존술을 가능하게 할 수 있으므로 종래의 수술후 보존치료보다 더 표준적 치료법이 되고 있는 경향이다.

- 보조치료는 대장암 Ⅲ기나 재발 가능성이 있는 Ⅱ기의 환자에 근치적 치료로 시행한다.

※ 보조치료가 수술을 대신할 수는 없다.

※ 치료이익이 부작용보다 더 많아야 한다.

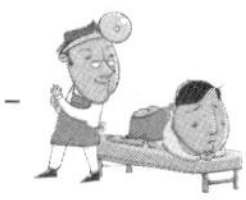

방사선치료는 어떻게 시행하나

방사선치료는 고에너지 방사선을 이용하여 암세포를 죽이는 치료법으로, 일반 X-선촬영이나 CT 등의 단순촬영보다 약 1000배 더 높은 에너지의 방사선으로 암세포에 손상을 주어 제거하는 치료방법이다. 현재 방사선치료는 선형가속기(linear accelerator)를 주로 사용하며 이 장비에서는 엑스선과 전자선이 나오는데, 이 중 엑스선은 침투력이 좋아 직장암, 폐암 등 심부의 치료에 사용하고 전자선은 유방암, 피부암 등의 표피부위의 치료에 사용한다.

직장암의 방사선치료에 있어서는, 주로 외부 방사선치료를 시행하는데 선형가속기에서 발생되는 엑스선이 피부를 통해 암 부위에 전달되는 방법이며, 치료 전 환자의 전신 건강상태, 질환의 국소적 혹은 전신적 진행상태, 치료목적, 치료효과, 치료에 따른 후유증 등을 종합적으로 검토하여 시행한다.

또한, 외부조사 방사선치료의 경우, CT를 이용하여 각 환자의 체형, 종양의 정확한 크기와 위치를 미리 계산하기 위해 모의치료(시뮬레이션, simulation)를 시행한다. 모의치료 과정은 방사선이 조사될 치료부위를 정하여 지워지지 않는 특수한 잉크로 몸에 표시를 하고 필요한 기구를 사용하여 CT를 시행한다. 모의치료 과정은 약 30분 정도의 시간이 걸리며, 이 과정 후 정밀한 방사선치료 계획을 하여 1~2일 후 방사선치료를 시작하게 된다.

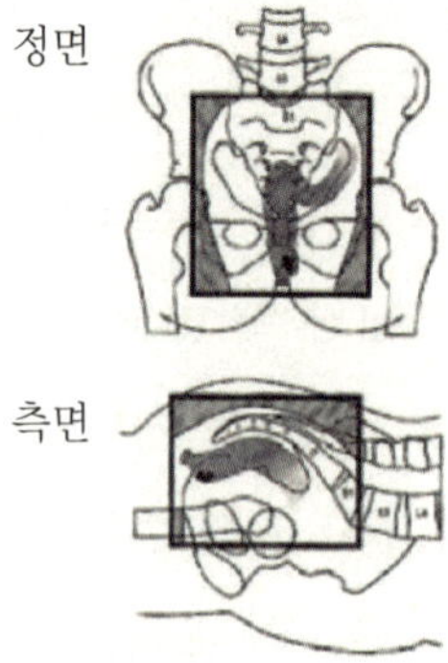

(직장암의 방사선치료 부위)

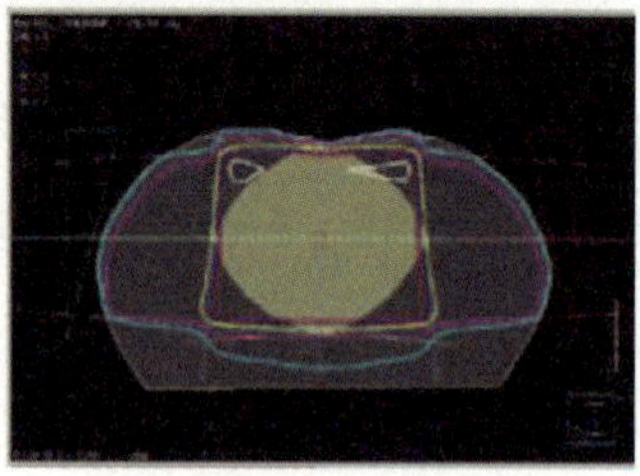

(방사선치료 계획하의 방사선 양의 분포표시)

[모의치료(시뮬레이션, simulation)를 시행하는 모습]

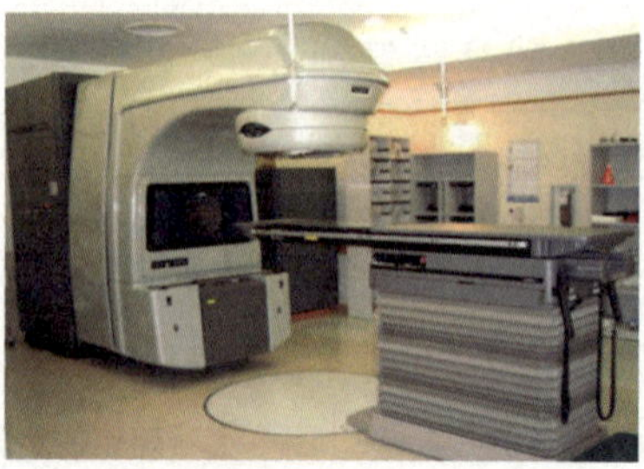

[방사선치료 기계]

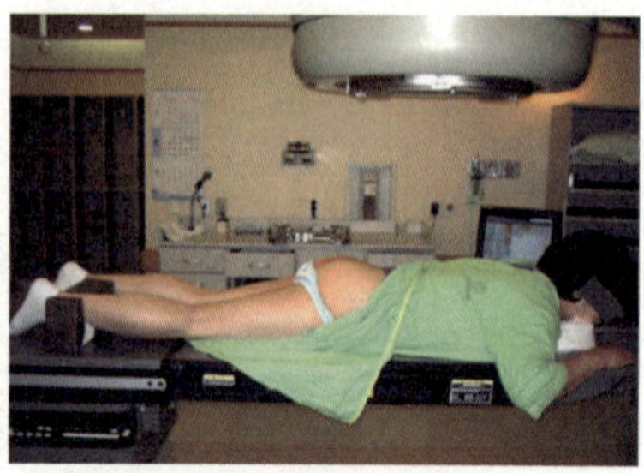

[엎드려 치료중인 환자의 모습]

• 방사선치료는 Ⅲ기나 고위험 Ⅱ기의 직장암에 근치적 보조치료로 시행하는 것이 원칙이고 Ⅰ기 직장암의 국소절제술 후 국소재발 방지를 위해 시행하기도 한다. 수술 중 완전절제가 안된 골반내 Ⅳ기 암, 방사선치료를 받지 않았던 재발암, 암의 골반내 주위조직 침투에 의한 각 장기의 합병증의 증상을 감소시키기 위해 시행할 수도 있다. 드물게 결장암에서 주위조직의 침범내지 유착, 또는 절단면에 암이 남아 있을 경우 시행할 수 있다.

- 직장암 치료의 목적과 전체 치료법 결정에 따라 방사선 전체 조사량(4500~6000cGy)을 결정하고, 매일 소량씩(180~200cGy) 분할하여 방사선을 조사하며 치료시간은 약 10~15분 소요된다. 전체적으로 치료목적에 따라 단기간 또는 장기간으로 2~7주에 걸쳐 시행한다. 전체량을 매일 소량씩 일정기간 투여하여 빨리 분열하는 암세포를 공격하고 정상세포를 보충하여 암주위에 최소의 독성과 최대의 암세포 파괴가 되도록 한다.
- 직장암의 근치적 치료로 먼저 수술을 시행한 경우에는 수술 후 국소재발 방지를 위해 보조 항암방사선치료를 시행한다. 최근 수술 전 항암방사선 치료를 먼저 시행한 후 수술을 시행하는 신보조치료를 먼저 시행한 후 수술을 시행하는 경우가 많은데, 이는 신보조치료를 통해 국소재발 감소와 술식상의 이점을 기대할 수 있기 때문이다.

수술 전 방사선치료의 단독 또는 병용 치료의 장점으로는

- 암의 크기나 침습정도를 줄여서 병기를 낮추고 절제를 쉽게 한다.
- 일부에서 항문에 가까운 하부직장암의 크기를 줄여 항문보존술식을 가능하게 한다.
- 미리 수술부위의 암세포를 죽여서 수술 중 암세포의 퍼짐을 막는다.
- 미리 암부위에 집중적으로 치료받음으로 적은 량의 방사선으로 효과가 있고 독성이 적어 방사선장염이 적다.
- 항암제 치료를 일찍 시작할 수 있다.
- 환자의 10~15%에서 완전 관해가 온다고 알려져 있다. 하지만, 수술절제까지는 잔존암의 여부를 알 수 없으므로 후에 완전절제

수술을 시행하는 것이 추천된다.

단점으로는

- 병기를 미리 정확하게 알지 못하므로 필요 없는 방사선치료를 하는 경우가 있을 수 있다는 점
- 치료 후 곧 원격 전이 소견이 발견되는 경우가 드물게 있다는 것
- 수술 전 방사선치료 후 6~8주 이상 경과 후 수술을 시행하는 것이 원칙이므로, 이로 인한 수술지연으로 환자에게 심리적으로 불안하게 할 수 있다는 점
- 수술 후 병리소견에 따라 항암제 투여를 추가로 다시 시작해야 할 수도 있다는 점.
- 일부 수술합병증이 있다는 것
- 환자선택에 제한이 있다는 점 등이 있다.

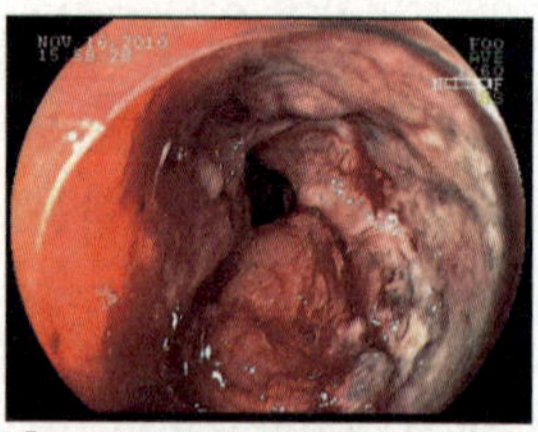

[내시경을 통해 보이는 직장암]

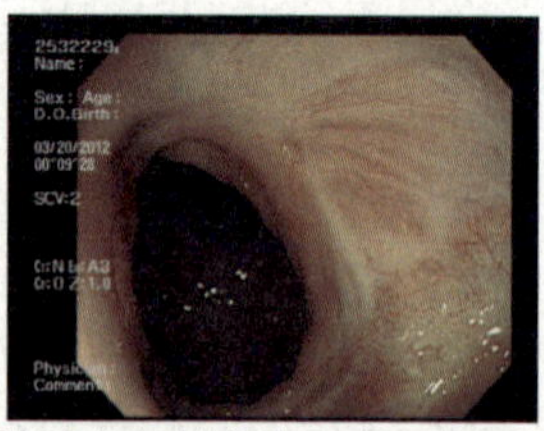

[항암 방사선치료 후 암소실과 섬유화를 보이는 내시경 소견]

수술전 항암 방사선 치료의 반응이 좋아 암종의 소실이 보이나 현미경상 암세포의 존재유무가 확실하지 않으므로 후에 장절제술을 시행하는 것이 원칙이다.

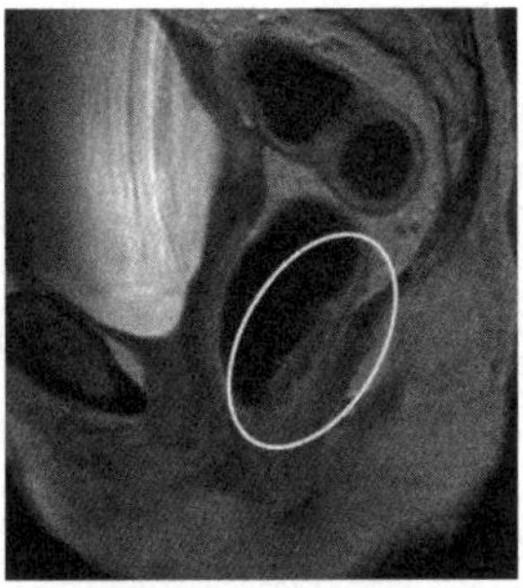

[항암방사선치료 전]

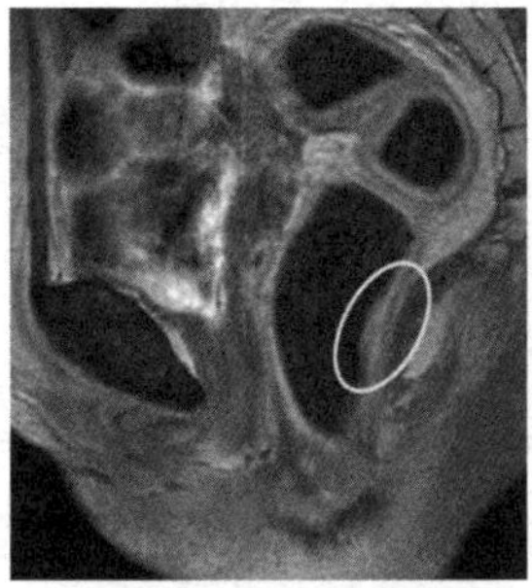

[항암방사선치료 후]

수술전에 항암방사선치료를 시행받은 직장암 환자의 자기공명영상(MRI). 항암방사선치료를 시행하기전의 직장암의 병변의 범위(좌측 흰색 타원내부)가 항암방사선치료를 시행한 이후(우측 흰색 타원내부)에 현저히 감소했음을 확인할 수 있다.

- **수술 후 방사선치료의 단독 또는 병용치료의 장점으로는**
  - 수술 후 4~6주에 시행하므로 병기를 확실히 알고 방사선치료의 대상이 되는 환자선택을 확실히 할 수 있다는 것
  - 방사선치료 부위를 수술로서 명확히 안다는 것
  - 수술로서 환자의 육체적, 정신적 안정감을 일찍 해결해 준다는 것이고

단점으로는

- 골반내 방사선치료로 인한 소장과 골반장기의 손상으로 인한 부작용의 증가
- 골반내 문합장기의 기능의 악화
- 항문괄약근보존술 시행율의 저하
- 방사선 용량증가에 의한 부작용의 증가 등이다.

○ 방사선치료의 부작용

방사선치료의 부작용은 방사선을 받는 부위내의 다른 장기인 방광, 골반뼈, 생식기, 소장, 피부 등의 손상으로 생긴다.

부작용은 단기적인 것이 많아 치료를 시작한 후 2주 이내에 발생하기 시작하여 치료가 끝난 후 2주 정도까지 지속된다. 어떤 환자는 전혀 부작용을 경험하지 못할 수도 있고 어떤 환자는 여러가지 부작용을 경험할 수도 있다. 치료과정 중 새로운 또는 다른 증상을 경험하면 방사선 종양의사에게 상담하여 방사선 치료팀으로부터 편안하게 치료를 받도록 도움을 받을 수 있다. 최근 방사선치료의 기구와 기술의 발전으로 부작용은 많이 감소되었다.

- 피로 : 전신피로감은 방사선치료의 가장 흔한 합병증이다. 피곤은 치료의 2~3주까지 경험하지 않으나 계속된 치료로 심하게 되는 경향이 있다. 휴식과 적당한 운동이 피로회복에 도움이 된다. 피로는 치료가 끝난지 수일이나 수주에 걸쳐 점차 사라진다.

- 방사선 장염 및 직장염 : 방사선장염은 골반부나 복부의 방사선치료로 소장이나 직장의 손상으로 염증소견을 보이는 것이다. 복부나 직장내의 통증, 빈변, 점액변, 출혈 또는 설사가 동반되는 수가 많고 화학요법과 병용되면 더욱 심해질 수 있다. 이런 증상이 있으면 의사로부터 음식조절에 대한 조언 및 약제 처방을 받아 치료받을 수 있다.

  방사선장염이 만성이 되면 때로는 통증이 동반되는 장폐색증을 일으켜 수술이 필요할 수도 있다. 직장염은 대체로 방사선치료 6개월 후 항문출혈 증상을 보이다가 자연적 치유가 되나, 일부에서

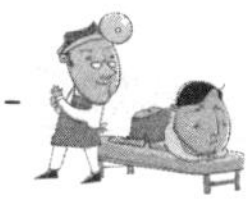

점차 진행되면 항문직장협착으로 배변 후의 잔변감 또는 변비증을 보일 수 있고, 보존적 요법으로 치료하나 드물게는 증상 제거를 위해 수술이 필요할 수도 있다.

- 골수기능 약화 : 방사선치료는 골반뼈의 골수손상을 일으켜 조혈 생산 기능이 장애를 받아 백혈구 감소와 혈소판 감소를 초래한다. 백혈구 감소에 따라 감염이 되기 쉽고 혈소판수치 감소로 드물게 출혈 경향도 있으므로 주기적 검사가 필요하며, 드물게는 약제사용 또는 수혈 등의 치료가 필요하다.

- 피부자극 : 방사선치료를 받는 일부 환자에서 치료부위의 피부에 태양열화상과 비슷한 발적과 자극을 경험한다. 이 발적은 수차례의 치료 후까지는 보이지 않다가, 한번 나타나면 계속된 치료에 더 강하게 되는 경향이 있다. 침범된 부위는 붉은색에서 점차 검게 되었다가 마지막으로 피부탈락으로 변하는데 때로는 건조하거나 축축하게 된다. 특히 항문주위 피부색의 변화, 피부손상에 의한 동통 등이 있을 수 있다. 피부변색은 치료가 끝나면 점차 사라진다. 피부자극이 있으면 치료 4시간 전 연한 로션을 바르고 피부손상이 안 되도록 한다.

- 방광염 : 방사선치료는 방광에 손상을 주어 방광염이나 방광경련을 일으킬 수 있다. 소변 횟수의 증가, 절박뇨, 배뇨장애, 소변 중 찌리함 등을 경험할 수 있다. 수분섭취를 많이 하는 것이 좋고 동통에 대한 투약도 때로는 필요하다. 보통 치료 시작 후 3~5주에 시작하여 치료를 마친 후 2~8주까지 지속될 수 있다.

▪ 생식기의 손상 :

여자 – 질, 자궁, 난소 등이 방사선치료에 손상이 되기 쉬워 폐경이 일찍 되고 증상을 일으킬 수 있거나, 난소손상으로 불임이 될 수 있다. 산부인과의사에게 호르몬치료와 불임에 대해 상담할 필요가 있다. 질에는 건조증이나 협착이 올 수 있으므로 치료가 필요할 수 있다.

남자 – 방사선치료로 발기장애는 별로 없으나 정자수가 감소된다든지 정액이 감소되고 불임이 올 수 있다. 수정을 원하면 방사선치료 전에 정자은행예치가 가능하다.

▪ 식욕부진, 오심구토 : 방사선치료로 전신적 식욕부진, 메스꺼움 등이 올 수 있고 화학요법병용시 더 심하게 나타난다. 심하면 단기간의 식욕항진약물이나 항구토제를 사용할 수 있다.

◉ 〈방사선치료에 대해 의사에게 물어야 할 사항〉

○ 치료 전

▪ 방사선치료는 무엇인가

많은 양의 고에너지 X-방사선을 암 부위에 투여하여 암세포를 죽이고 퍼짐을 막는다.

▪ 방사선치료의 목적은 무엇인가

근치적, 고식적, 보조적으로 나눌 수 있다.

▪ 방사선은 어떻게 투여하나

외부에서 방사선기계가 환자의 피부를 통해 X-선을 암세포에

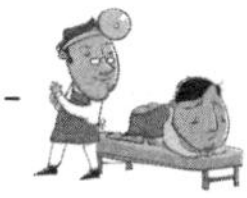

조사하는 외부조사법과 암세포 주위에 방사선 물질을 넣는 내부 조사법이 있다. 주로 외부조사법을 사용한다.

- 얼마나 오래 시행하나

계산된 방사선 전체량을 건강세포 보호를 위해 일별로 나누어 주 5일씩 6주 정도 시행한다. 방법에 따라 다소 차이가 있다.

- 방사선치료의 효과는 언제 나타나나

즉시 효과가 보이는 것은 아니고 암세포의 사망은 시작 후 3~4주부터 시작되고 치료가 끝난 후 수주 또는 수개월 걸린다.

- 다른 치료와 병행하나

수술 전 또는 수술 후, 화학요법과 병용으로, 또는 단독으로 시행한다.

- 방사선치료를 받지 않으면 어떻게 되나

직장암 Ⅱ기 이상에는 받는 것이 국소재발과 암전이 방지에 도움이 되고, 재발암에도 암을 줄여 증상을 완화시킬 수 있으므로 받는 것이 경우에 따라 큰 도움을 받을 수 있다.

- 방사선치료의 비용은 얼마나 되나

치료기간이 길므로 비용도 상당히 많으나 보험혜택을 받을 수 있다.

- 방사선치료 중 아픈가

통증은 치료 중에는 없다. 단, 부작용에 의하여 경한 통증이나 불편이 있을 수 있다.

- 방사선치료는 누가 시행하나

방사선팀은 방사선종양의사, 방사선치료간호사, 방사선치료사, 방사선량측정사로 구성되어 치료를 한다.

- 방사선치료 효과는 어느 정도인가

수술 후 보조치료로써 항암화학요법과 병용할 경우 완치율과 생존율을 증가시키는 것은 뚜렷하다.

- 치료계획의 설명은 누가하나

얼마나 많은 방사선을 어느 부위에 받게 될지에 대하여 방사선종양의사가 처방하며, 이에 대하여 설명을 해준다.

○ 치료 중

- 부작용 : 치료 중 또는 후에 여러가지 전신과 국소의 부작용이 있을 수 있다. 초기 전신부작용은 피로, 식욕부진, 오심구토 등이 있고 국소부작용은 설사, 탈모, 피부손상, 불임, 비뇨기 장애 등이 있다.

- 음식 : 복부팽만과 경련, 설사, 오심구토로 인해 먹기 힘들 수도 있다. 고열량과 고단백질의 음식을 치료 1시간 전에 섭취한다.

- 활동 : 견딜 수 있으면 가능하다. 운전은 동반자가 하는 것이 좋다.

- 방사선위험도 : 외부조사치료에는 체내 방사선활동이 없고 가족동반도 안전하나, 내부조사치료에는 방사선 활동이 가능하고 가족동반도 조심해야 한다.

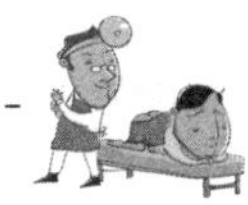

- 감정 : 걱정, 우울, 염려, 분노, 좌절, 고독 등의 감정이 있을 수 있다. 이럴 때엔 긴장을 풀고 간단한 운동, 다른 사람들과 담화하고 암 후원단체에 가입하거나 의사나 간호사와 자주 상담을 하는 것이 좋다.
- 성생활 : 원하면 가능하나 임신은 되지 않도록 해야 한다.
- 일상생활 : 술, 담배를 금하는 것이 좋다.

○ 치료 후

- 치료 후 방문 이유는 무엇인가
  정기적 추적검사와 부작용에 대한 상담을 한다.
- 완치되었다는 것은 언제 어떻게 아는가
  장기간 정기적 추적검사로 확인한다.
- 재발 가능성은
  암의 병기 및 치료 결과에 따라 다를 수 있다.
- 정기적 검사는 얼마나 자주 하는가
  검사 종류에 따라 3개월 내지 6개월마다 시행한다.
- 정상활동 및 직장으로의 복귀, 성생활 등은 얼마나 일찍 가능한가
  치료 후에는 대체로 가능하다
- 늦은 부작용으로 주의해야 할 것은 무엇인가
  장폐색증, 이차암(새로운 암)의 발생, 방광염

○ 치료 중 집에서 주의사항

- 충분한 휴식
- 영양 있는 음식 섭취
- 충분한 수분 섭취
- 체중 유지
- 피부 관리
- 이상 증상이나 소견이 있으면 의사나 간호사에 연락해야 한다.

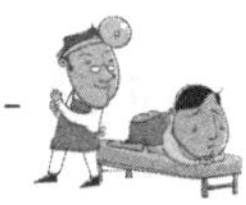

항암화학요법(항암제치료)은 어떻게 시행하나

항암화학요법은 암세포의 DNA증식을 금하여 세포분열을 제한하면서 세포를 죽이거나 성장을 억제하는 목적으로 약제를 사용하는 것이다. 대장암의 초기병기 외에는 항암화학요법이 필요한데 수술로 종양이 제거되더라도 체내에 남아 있을 수 있는 암세포를 소멸시키거나 진행을 정지 또는 지연시켜 재발률의 감소, 무병 생존율과 전체 생존율의 향상을 가져온다. 선택은 암 부위, 병기, 환자의 전신상태에 달렸다.

■ 항암화학요법의 종류에는

1. 원발부위 제거 후 눈에 보이지 않는 암세포가 체내에 남아있을 경우의 재발방지를 위한 보조적 항암화학요법
2. 수술 후에도 남아있는 심한 국소암이나 재발된 암을 치료하는, 방사선치료와 병용하는 근치적 항암방사선요법(항암제와 방사선치료 병용)
3. 수술 전 암의 크기나 침투범위를 줄여 수술절제를 잘 할 수 있도록 하는 신보조항암화학요법 ; 단독 또는 방사선치료와 병용
4. 종양을 줄여 증상을 호전시키는 고식적 항암화학요법이 있다.

■ 항암화학요법의 원리는

- 효과가 증명된 약제를 사용해야 하고
- 가능하면 빨리 시작하는 것이 좋고

- 견딜 수 있는 최대용량을 사용하고
- 부작용이 적어야 하고
- 면역억제를 방지하기 위해 주기적으로 투여한다.

■ 담당의사는 항암화학요법을 시행하기 전에 환자의 일상활동 수행 및 보행의 능력을 기준으로 하여 전신수행능력(performance status)을 평가한다.

〈 항암제투여를 위한 수행능력 평가 (ECOG 등급 기준) 〉

등급	활동수준
0	정상 활동을 원활하게 할 수 있음
1	보행가능하며 경한 일은 수행 가능하나 힘든 활동에 제한이 따름
2	보행가능하며 스스로 돌볼 수 있으나, 경한 일 수행은 어려움
3	스스로 돌보는데 제한이 따름, 하루 50% 이상을 침상 또는 의자에 의지하여 생활함
4	완전히 침상생활에 의지함. 입원이 요구되는 경우도 많음.

ECOG 등급 0 : 항암화학요법 시행에 가장 이상적인 상태임.
ECOG 등급 1 또는 2 : 항함화학요법 시행이 가능함
ECOG 등급 3 또는 4 : 항암화학요법에 대해 치료 효과(치료 반응)가 적고, 부작용 발생 가능성이 많으므로 일반적으로 시행되지 않음.
(ECOG : Easterm Cooperative Oncology Group)

■ 항암화학요법 시행에는 약물의 선택과 투여량의 결정, 약물투여 계획표가 필요하다.

• 투여량은 환자와 키와 몸무게에 의한 체표면적에 따라 계산한다.

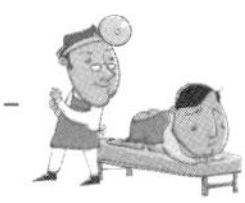

- 투여회수와 기간은 암의 병기와 분화도, 치료의 목표, 사용하는 약제 및 치료반응 여부에 따라 다양하다.
- 투여방법은 정맥요법, 경구요법 등의 전신화학요법과 전이성 간암에 대하여 직접 간동맥으로 약제를 주입하는 국소 화학요법이 있다.

항암제는 단독사용보다 몇 가지 항암제를 병합하여 사용하는 것이 원칙이고, 항암효과도 더 상승되나 부작용의 빈도와 정도가 심해진다. 보조항암화학요법은 보통 Ⅲ기에서 사용하나 Ⅱ기에도 조직검사에서 림프관 또는 혈관의 침습이 동반된 경우, 장막을 넘어 암이 침입한 경우, 나쁜 분화도의 암인 경우 등에도 시행된다. 직장암에는 방사선치료를 화학요법과 병용으로 시행하는데 화학요법이 방사선의 효과를 상승시켜 암이 방사선치료에 더 반응하도록 하기 때문이다.

- 항암화학요법의 투여 방법은 외래에서 당일 정맥으로 일시주사나 점적주입을 시행하나, 지속적 주입요법을 시행하면 며칠 입원을 요할 수도 있다. 최근에는 중심정맥도관을 큰 정맥내로 연결하는 '케모포트(chemoport)'를 이용한 항암화학요법이 널리 시행되고 있다. 케모포트는 국소마취를 통하여 인공혈관장치인 긴 도관을 흉부상부의 피부밑 조직을 관통하여 목에 있는 깊고 큰 정맥에 연결한다. 이 케모포트는 체외로의 노출이 없고 감염위험이 적으며, 한 번 설치를 하면 2년 정도 사용할 수 있다는 장점이 있다(그림).

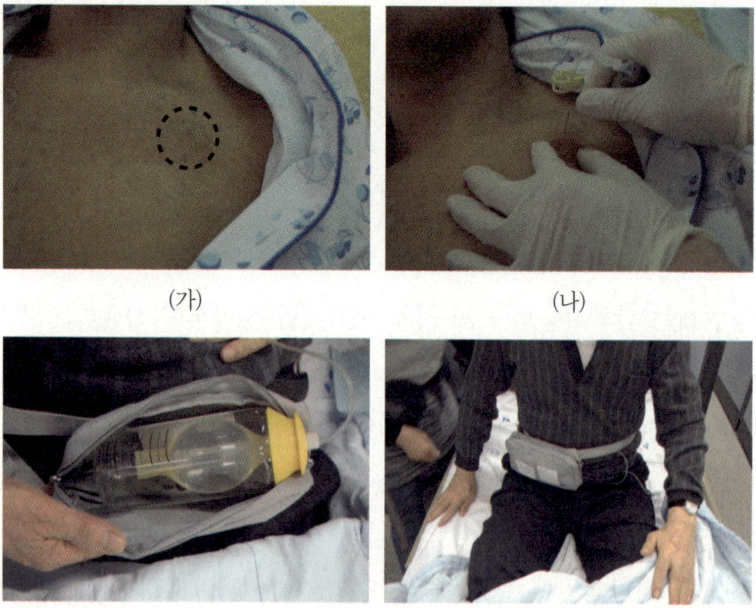

(가) (나)

(다) (라)

그림. 케모포트(chemoport)를 사용한 항암화학요법의 시행 모습. (가) 케모포트 기구는 피부 밑에 심어져 있으므로 외부에서 보이지는 않으나 가슴에 큰 동전크기의 동그란 기구의 모양이 약간 돌출되어 보이게 된다. (나) 주기적으로 항암화학요법을 시행하는 시점에 그림과 같이 일회용 바늘을 케모포트 기구에 삽입하여 항암제를 투약하게 되며, 항암제가 모두 투약되면 바늘을 제거한 상태(그림 (가)와 같은 상태)로 지내게 된다. (다) 최근에는 장기간 입원이 필요한 항암화학요법도 케모포트를 이용하면 입원을 하지 않고 통원을 하면서 시행 받을 수 있다. 항암제를 취급하는 전문 약사가 그림과 같이 풍선처럼 생긴 약물주입장치(infusion pump)에 항암제를 농축시켜 조제를 해준다. (라) 약물주입장치에 조제된 항암제를 그림과 같이 허리에 채운 후 집으로 귀가하게 되며, 항암제는 체내에 주입장치를 통하여 저절로 투약된다. 약물 투약이 종료되는 시간이 되면 환자는 다시 병원을 방문하여 남은 주입장치 및 바늘을 제거하면 된다. 이러한 방법을 통하여 환자는 입원을 요구하는 항암화학요법도 통원 치료로 시행 받을 수 있다.

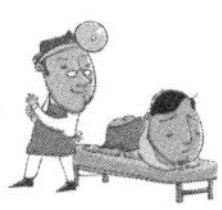

○ 항암화학요법 약제

〈 대장암에서 흔히 사용되는 항암제의 종류 〉

분류	형태	작용기전	특징
플루오르피리미딘 (fluoropyrimidine)	5-플루오르우라실 (5-에프유 5-fluorouracil; 5-FU)	DNA 합성을 저해하는 항대사물질	류코보린과 흔히 병용해서 투약함
	카페시타빈 (Capecitabine)[상품명: 켈로다(Xeloda®)]	DNA 합성을 저해하는 항대사물질	경구약제이며, 부작용으로 손발증후군 (hand-foot syndrome)이 흔히 발생함
이리노티칸 (Irinotecan;CPT-11)	상품명:캠프토 (Campto®)	토포아이소머라제 I (topoisomerase I) 억제제로 DNA의 복제를 억제함	식물 성분 유도체. 주된 부작용으로 백혈구 감소증 및 설사가 있음
옥살리플라틴 (Oxaliplatin)	상품명:엘록사틴 (Eloxatin®)	암세포의 DAN 합성을 저해함	백금(platinum) 유도체 계열의 항암제. 부작용으로 손발저림(말초신경병증)이 흔히 발생함
세툭시맙 (Cetuximab)	상품명:얼비툭스 (Erbitux®)	'상피세포성장인자'의 작용을 억제하여, 암세포의 성장 활동을 차단	표적항암제의 일종으로 단일클론항체 기법으로 생산됨
베바시주맙 (Bevacizumab)	상품명:아바스틴 (Avastin®)	혈관생성 억제제	표적항암제의 일종으로 단일클론항체 기법으로 생산됨
기타	류코보린 (Leucovorin;LV)	엽산 성분으로 5-플루오르우라실의 작용을 향상시킴	류코보린 자체는 함암제는 아니며, 5-플루오르우라실과 같이 사용된다.

가장 좋은 약제 선택은 약물을 얼마나 잘 견디는가, 부작용이 적은가, 치료에 얼마나 효과적인가, 생존율에 얼마나 영향을 미치는가 등의 요소를 고려하여 결정된다. 대체로 첫번째 받는 요법이 가장 좋다.

대장암에 사용되는 주요 약제는 DNA합성을 방지하여 암세포 성장을 저지하는 항대사물질인 5-플루오르우라실(fluorouracil, 5-FU)으로써, 수술 후 5-플루오르우라실을 이용한 보조항암화학요법은 재발위험을 줄이고 생존율을 증가시킨다. 이 약제에 추가적으로 암세포의 재생을 돕는 효소를 차단하여 5-플루오르우라실의 암세포 살해력을 증가시키는 약제인 류코보린(leucovorin)을 병합하는 것이 항암효과를 더 상승시키므로 1차치료의 표준요법이 되었고, 수술 후 3~5주 사이에 치료를 시작하며, 매달 5일 연속, 6개월 동안 정맥으로 주입한다. 이 병용약제 사용은 Ⅲ기 결장암에서 수술 단독보다는 재발률을 30% 정도 감소시켰고 5년 생존율은 30% 이상 높였다는 보고가 있다.

최근 기존의 5-플루오르우라실과 류코보린 제재에 옥살리플라틴(oxaliplatin)을 추가한 병합치료방법인 폴폭스(FOLFOX) 요법은 23% 재발감소를 더 보였다는 임상시험 결과가 발표되면서 미국식품약품협회가 공인한 표준적 치료법이 되었다. 폴폭스 요법은 매 2주마다 3일간(1주기) 지속적으로 정맥주입을 시행하며, 12차례까지 반

〈 대장암의 항암화학요법의 종류 〉

요법	약제
FL요법	5-에프유+류코보린
폴폭스(FOLFOX)	5-에프유+류코보린+옥살리플라틴
폴피리(FOLFIRI)	5-에프유+류코보린+이리노티칸
젤리리(XELIRI)	카페시타빈+이리노티칸
젤록스(XELOX)	카페시타빈+옥살리플라틴
베바시주맙	타항암제와 병용(FOLFOX, FOLFIRI, XELOX, XELIRI 등)
세툭시맙	단독 사용 또는 타항암제와 병용하여 사용 (FOLFOX, FOLFIRI, XELOX, XELIRI 등)

복 시행한다. 또 플루오르우라실과 류코보린 병합주사제와 유사한 성적을 보이면서 간편하게 복용할 수 있는 경구약물인 카페시타빈(capecitabine) 약제가 사용되기도 한다. 최근에는 3기 결장암에서 젤록스(XELOX:카페시타빈과 옥살리폴라틴의 병용요법)가 수술후 재발방지에 우수한 성적을 보인 연구 결과가 발표되었다. 젤록스는 첫째날에 옥살리플라던 주사를 맞고 2주간 카페시타빈을 복용한 후 1주를 쉬는 방법으로 3주마다 반복적으로 시행되며, 8차례를 시행한다. 입원이 필요없는 장점이 있으며 3기 결장암에서 보조항암화학요법으로 폴폭스요법과 함께 많이 사용되고 있다.

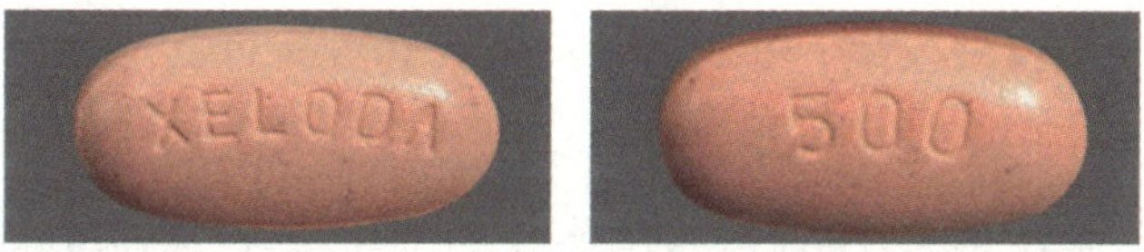

경구항암제인 카페시타빈(capecitabine). 약제의 상품명인 '젤로다(Xeloda®)'로 더 흔히 불린다. 대장암 및 위암과 같은 소화기계암에 효과적인 항암제로, 경구 복용 후 체내에 흡수되면 5-플루오르우라실(5-FU)로 변환되어 항암효능을 나타낸다.

직장암에 대한 항암화학요법은 수술 전이나 수술 후 방사선치료와 병용하여 시행할 수 있다. 수술 전 치료는 매일 소량 방사선(주 5회) 치료를 5주간 시행하고 5-플루오르우라실 약물을 정맥주사로 방사선 치료와 동시에 시행하는 방법이 많이 사용된다. 주사 약제인 5-플루오르우라실 대신에 경구약제인 카페시타빈을 방사선치료와 병용하기도 한다. 수술은 보통 보조치료가 끝나고 6주 후 시행한다. 수술 후의 병리검사 결과에 따라 보조치료를 추가적으로 시작할 수도 있다.

Ⅳ기 대장암에서는 폴폭스요법, 5-플루오르우라실과 류코보린에 이리노티칸(irinotecan)을 병합한 폴피리(FOLFIRI)요법 또는 카페

시타빈이 사용된다. 카페시타빈에 옥살리플라틴(XELOX)이나 이리노테칸(XELIRI)을 병합하여 사용하기도 한다.

최근에 암세포의 핵공격보다는 체내에 존재하는 성장인자 같은 다른 통로를 표적하는 약제로서, 단일클론항체를 이용한 표적치료제를 단독 또는 폴피리나 폴폭스에 병합하여 사용도 한다.

※ 삶을 연장시킬 수 있는 가장 좋은 길은 환자의 건강상태가 허용한다면 큰 어려움 없이 치료를 견딜 수 있는 한 모든 방법으로 받는 것이다.

○ 항암화학요법 부작용

부작용은 화학요법이 정상세포 중 빠른 분열을 하는 구강, 장, 체모세포, 골수세포, 피부세포 등에 손상을 주어 생긴다. 대장암 치료약물은 다른 암의 치료약물보다 부작용이 비교적 적다. 현대의학의 발전에도 불구하고 개별 환자의 특성이 다르기 때문에 환자가 항암화학요법에 어떻게 반응할 것인가에 대해 정확히 예측할 수는 없다. 어떤 환자는 열거된 부작용증상의 어느 것도 별로 경험하지 않을 수도 있고, 어떤 환자는 치료 중 부작용들의 일부를 어느 정도 또는 심하게 경험할 수도 있다.

부작용은 약제의 종류가 많을수록, 투여기간이 길수록, 약제의 용량이 높을수록, 나이가 많을수록 강도가 심하므로 환자가 부작용을 경험하면 의사나 간호사에게 상담하여 부작용의 강도를 줄일 수 있거나 완전히 제거할 수 있는 약제 처방을 받는다.

○ 단기 부작용 : 치료중 또는 치료후 곧 생기고 대부분 곧 회복됨.

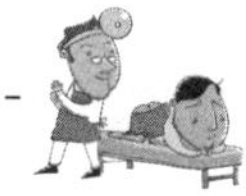

■ 오심과 구토(메스꺼움과 토하는 것)

대부분 환자에게 일시적 부작용이지만 먹는 것을 어렵게 만들 수도 있기 때문에 이런 경험을 한다면 의사가 치료를 변경할 수도 있고 구토를 예방할 약물을 처방할 수도 있어 방지될 수 있다.

- 항구토제가 효과적인데 약물요법 30분~1시간 전에 투여하고 음식물은 약물요법 시작 전 2시간과 끝난 후 1시간 정도 금식하는 것이 좋다.
- 시원한 물을 많이 마신다.
- 소화가 잘되는 연한 음식을 소량씩 자주 먹고, 자극 및 냄새나는 음식물은 피한다.
- 구토를 시작할 것 같으면 깊이 숨을 쉬고 신선한 공기를 흡입한다. 구토를 막으려면 오심부터 없애는 것이 좋다. 오심을 완화시키기 위해 암 생존자들로부터 여러가지 도움이 되는 이야기를 듣고서 환자에게 가장 잘 작용하는 것을 발견하는 것이 도움이 될 수 있다.

■ 피로

많은 환자들이 치료 중 피로 또는 피곤함을 경험한다. 피로는 약물요법의 직접 부작용이거나 빈혈의 결과이다. 의사는 환자가 빈혈을 가졌는지 알 수 있는 혈액검사를 시행할 수 있고, 빈혈은 약제복용 및 고열량과 고단백 식사를 통해 치료하며, 심한 경우에는 수혈을 할 수 있다. 항암화학요법은 2~3일 시행하더라도 피로가 3주까지 지속될 수도 있다. 영양불량, 감정적 장애, 동통, 불면,

감염 등도 피로를 촉진하니 원인을 제거하고 잘 먹고, 휴식을 취하고, 정상활동을 하고, 낮잠 1시간과 밤잠 8시간이 되도록 충분히 수면을 취하고, 수분섭취를 많이 한다.

■ 구강동통, 구강염

구강내 점막의 동통을 말하며 심하면 음식을 삼킬 수도 없다. 주로 5-플루오르우라실 약제에 의하여 발생하며, 구강이 건조하거나 맛과 냄새의 변화, 뜨겁거나 찬 음식 또는 매운 음식에 민감해지고 동통과 염증이 온다. 화학요법 2주 전에 치과를 방문하여 점검받는 것이 좋다.

- 하루 3~4번 구강세척이 효과가 있고
- 짜거나 매운 음식 또는 산성이 강한 음식을 피하고
- 입안에 얼음조각을 넣는 것도 구강궤양치료에 좋다.
- 음식물은 시원하고 촉촉하고 연한 음식을 먹고, 조금씩 자주 천천히 씹고, 음료수나 유동식은 빨대를 사용해도 좋다.
- 술과 담배를 피한다.

■ 수족증후군(hand-foot syndrome, 손발증후군)과 피부변화

수족증후군은 손바닥과 발바닥에 저림, 통증, 둔한 감각 등의 증상으로부터 붉게 붓고 피부건조로 벗겨지거나 심하게 갈라지기까지 다양하게 나타난다. 항암치료 시작 후 처음 몇 주부터 시작하여 점차 심해지나, 약제 중지 후 1~2개월 만에 서서히 정상이 된다. 경한 경우 1주 중지로 호전된다. 이 증후군은 특히 카페시타빈을 복용하는 경우 흔히 겪는 부작용이다.

다른 피부 변화로는 정맥주사 부위의 피부가 검게 될 수 있고 손발톱의 변색, 탈락현상도 있을 수 있다. 따뜻한 물과 연한 비누를 사용하고 문지르지 않는다. 자극 없는 로션이나 연고를 바른다. 피부보호를 위해 그 부위를 덮는다.

■ 식욕부진

식욕저하, 소화능력감소, 흡수장애 등에 의해 생기고 원인은 암 자체, 오심, 구강동통, 맛소실을 유발하는 약물, 그리고 우울, 근심, 두려움 등의 감정이다.

항암화학요법을 받고 있는 일부 환자는 다음 증세가 발생하기도 한다.

- 배고프지 않고, 먹고 싶지도 않고, 좋아하던 음식도 싫어진다.
- 음식이 요리될 때 냄새가 없다면 식욕이 더 좋다.
- 연한 음식이 향기 나는 음식보다 견디기 쉽다.
- 한 번에 많은 양의 음식을 먹는 것보다 하루 종일 적은 양의 음식을 자주 먹는 것이 더 마음에 든다.

중요한 것은 환자가 매일 충분한 영양 즉 1500~2000 칼로리를 섭취하는 것을 확실히 하는 것이다. 잘 먹으면 체중이 증가하고 조직재생이 잘되고 감염을 잘 이겨낼 수 있다. 만약 체중을 잃게 되면 의사에게 상담해야 한다.

식욕부진은 체중감소, 허약 및 피로를 유발하므로, 식욕이 없더라도 매일 규칙적으로 고열량 고단백질 음식을 하루 5~6번 섭취하고 적당한 운동을 한다. 때로는 항구토제와 메게이스(megace)등

식욕촉진약제의 사용, 영양사와의 상담, 고칼로리의 영양주사가 필요할 수도 있다.

■ 구강내 맛의 변화

화학약물치료는 때로는 구강내 금속 같은 맛을 남기거나 음식 맛이 이전과 다르다든지 맛이 없게 느끼게 하는데 이럴 때 다음과 같이 하는 것이 도움이 된다.

- 구강내 세척제를 사용하여 입안을 늘 축축하게 하는 것이 도움이 된다.
- 마음에 드는 음식이 먹기 좋다. 소문에 몸에 좋다고 들리는 특정음식을 억지로 먹으려고 하지 말고, 육류를 포함한 여러 음식을 골고루 먹는 것이 좋으며, 항암치료 중 식욕이 많이 떨어진 시점에는 마음에 드는 음식을 집중적으로 섭취하여 최소한의 칼로리가 유지될 수 있도록 노력을 해야 한다.
- 짜고 매운 음식을 피하는 것은 부작용에 대해 덜 고통스럽게 한다.
- 액성이 고형성보다 더 좋다.
- 어린이들이 먹는 음식이 더 먹기에 편하게 느껴지기도 한다. 가장 맛이 좋은 음식을 발견하기 위해 여러가지 음식을 시험해 볼 필요가 있다.

• 항암화학요법 중의 식사

암 예방을 위한 식사와 달리 더 높은 열량적 요구가 필요하고 식욕부진이 있으므로 고기 단백질과 좋은 지방이 많이 포함된 가장

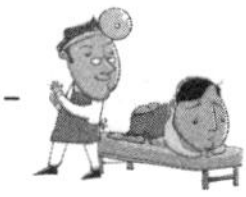

영양가 있는 음식물이 필요하다. 그러나 과도체중이나 비만은 오히려 불리하다.

- 혈액검사에서 백혈구수치가 비정상이면 날 것 또는 요리 안 된 고기나 계란 또는 상점의 음식들은 피한다.
- 혈액검사에서 백혈구수치가 낮으면 깨끗이 씻고 야채와 과일을 껍질을 벗기고 먹는다.
- 가정에서 취급한 안전한 음식물을 사용한다.
- 물을 많이 마신다 : 약물의 신장배설을 촉진하기 위해 하루 8컵 이상
- 입안이 아프면 산성음식을 피한다 : 특히 감귤류
- 술은 피한다.
- 의사의 지시 없이 아무 약물이나 영양보충제, 비타민, 한약 등의 사용은 금하는 것이 좋다.
- 항산화제는 암 예방에 유효하나, 항암약물요법 시행중에는 암세포 살해능력을 감소시키므로 사용을 피하는 것이 좋다는 설이 있다.

※ 고단백질 음식 : 소고기와 돼지고기, 생선류, 양계류, 공류, 계란, 열매씨앗 우유, 요구르트, 치즈, 버터

· 인슐린의존성 당뇨병 환자의 식사관리

- 항암제치료 동안에는 음식의 제한을 두지 않는다.
- 식욕저하가 없으면 현재의 요법으로 당뇨병을 치료한다.

- 식욕저하가 있으면 당뇨병 식사보다 체중과 체단백을 유지하기 위한 고칼로리와 고단백질의 음식물을 섭취한다.
- 식사변화에 따른 매일의 혈당치에 대해 혈당강하제를 조절할 필요가 있다.

■ 탈모

탈모는 대장암치료의 약제에는 흔치 않으나, Ⅳ기 대장암 또는 재발성 대장암 또는 임상시험에 참가했을 경우 온몸, 특히 두부에 일시적 탈모현상이 일어날 수 있다. 탈모는 화학요법 시행 2~3주 후 시작되었다가 화학요법을 마친 후 2~3개월에 재생되나, 색깔이나 머릿결은 다를 수 있다.

탈모가 예상되는 항암제를 사용하는 경우

- 화학요법 시작 전에 머리를 깎거나 면도하거나 가발을 쓰는 것이 좋다.
- 먼저 머리카락을 부드럽게 빗고 태양광선이나 추위를 피할 수 있도록 모자를 써서 머리를 보호해야 한다.
- 연한 비누사용이 좋고 염색은 6개월 정도 하지 말아야 한다.

※ 항암화학요법 후에는 늘 대머리가 되는 것은 아니고 약 종류에 따라 대머리가 되지 않는 수도 많다. 대장암의 치료약제는 탈모가 비교적 적다.

■ 빈혈

항암제는 조혈골수기능을 약화시켜 적혈구 생산에 장애를 주므로 빈혈이 일어난다. 충분한 휴식, 활동제한, 쇠고기같은 고열량단백질 섭취 등으로 호전될 수 있고, 피로가 너무 심하거나 어지럽거나 숨이 찬다든가 심장이 뛰는 것 같으면 의사를 찾아야 하는데

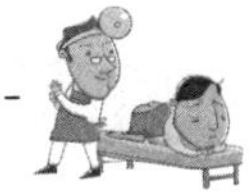

철분제 투여나 적혈구 성장요소 약제가 필요할 수 있고 드물게 수혈도 한다.

■ 감염

항암제는 백혈구 수를 약제투여 후 2주일에 크게 감소시킬 수 있고, 그로 인해 감염을 잘 일으킬 수 있다. 항암화학요법 중에 마스크를 착용하거나 독감증상을 가진 사람이나 다른 전염병을 가진 사람을 피하는 것이 좋고, 손을 늘 깨끗이 씻고, 씻지 않거나 올바르게 조리되지 않은 채소싹, 날계란, 육고기, 소독 안된 야채 · 과일 등의 음식물 섭취와 피부상처에 대해 조심해야 한다.

어떤 종류의 감염이 의심되면 의사에게 전하여 백혈구성장약제와 항생제투여와 원인 제거에 대한 처방을 받아 치료해야 한다. 특히 항암화학요법 중 고열이 발생한 경우에는 감염 가능성이 매우 크므로 즉시 병원에 와야 한다.

항암약물요법 중 백혈구 수나 과립구 수의 심한 감소(보통 1500/μℓ을 기준)가 발생한 경우 정상이 될 때까지 일시적으로 약물투여를 휴약하며, 백혈구 감소증이 심하거나 지속되는 경우 항암제를 감량하기도 한다.

※ 항암약물요법 중에 고열이 없으면 감기가 걸려도 투약할 수 있고, 치아 치료도 의사와 상담 후 필요시 할 수 있다.

※ 항암제치료 후나 인공항문수술 후에 자신이 좋게 보이고 더 좋게 느끼도록 좀 더 신경쓸 필요는 있다.

○ 장기 부작용 : 치료후 수개월 후에 생김

■ 신경계 변화 : 말초 신경 손상

손발이 저리고 뜨겁고 무감각하거나, 차가운 느낌이 있고 보행 시 동통이 있다. 그 외 허약하고, 아프고 피곤하고 근육통이 있다.
증상은 옥살리플라틴 제제를 사용하는 경우 가장 흔히 나타나고 중단시 서서히 소실된다.

■ 불임

여성의 경우 난소내 난자 감소와 호르몬 감소에 의한 조기폐경으로 불임이 올 수 있고, 남성에게도 정자수와 활동의 감소로 불임이나 태생결함이 올 수 있다. 젊은 여성은 항암화학요법 종료 후 첫 3개월 동안 피임 하는 것이 좋고, 항암치료 시작 전 임신검사를 해야 한다.

■ 성관계 변화

여성에게 질내건조증을 유발하고 호르몬 감소로 조기폐경이 올 수 있다. 남성에게도 호르몬 감소로 성욕감퇴와 발기부전이 올 수 있다. 치료가 끝난 후 회복이 되나 장기간 지속될 수도 있다.

■ 기억력 장애

장기간 항암제치료 후 수개월내지 수년에 걸쳐 점차 기억력 감퇴, 건망증 또는 정신집중력장애 등이 생길 수 있다. 원인은 잘 모르나 피곤, 수면장애, 동통, 빈혈, 식욕장애 등이 관여 하는 듯하다.
이런 부작용을 호전시키기 위한 방법은

- 새로운 기술을 배우든지 하면서 기억력을 향상시키고 뇌세포를 계속 자극하여 일하도록 한다.

- 긴장을 완화하고 평온하고 깊은 수면을 취한다.
- 균형있고 영양이 충분한 음식물섭취, 음주조절, 금연
- 진정제, 수면제, 근이완제등 약물의 과도투여 제한
- 기억력을 돕는 방법 사용 : 습관만들기, 적어두기, 표시해두기, 목록작성, 음성메시지 전달
- 건강관리 담당자나 기억력 전문가와 상담

■ 장기손상

간 – 간손상 또는 간독성

폐 – 기관지염, 호흡곤란, 폐렴, 폐섬유화

○ 항암제 치료 반응의 평가

대장암이 전이되어 고식적 항암화학요법을 받는 경우에 종양의 항암제에 대한 치료반응은 다음의 4가지로 구분한다(보조항암화학요법에는 해당하지 않음).

- 완전반응(complete response)은 암 종양의 완전한 소실(영상에서 종양이 소실되어 전혀 보이지 않음)
- 부분반응(partial response)은 암 종양의 크기(길이의 합)가 30% 이상 감소하는 경우
- 안정반응(stable disease)은 암 종양의 크기가 변함없는 것
- 진행반응(progressive disease)은 암 종양의 길이의 합이 20% 이상 증가하는 것으로 항암제의 효능이 없다고 판정이 되는 경우임.

반응평가는 통상적으로 6~12주 간격으로 영상(컴퓨터단층사진,

CT)으로 한다. 완전반응이나 부분반응인 경우에는 동일한 항암제의 투여를 계속할 수 있고, 진행반응인 경우에는 다른 약제로 바꾸게 된다. 안정반응은 통상적인 경우에는 동일한 약제를 지속적으로 사용하나, 환자의 상황에 따라서는 다른 약제로 변경할 수도 있다.

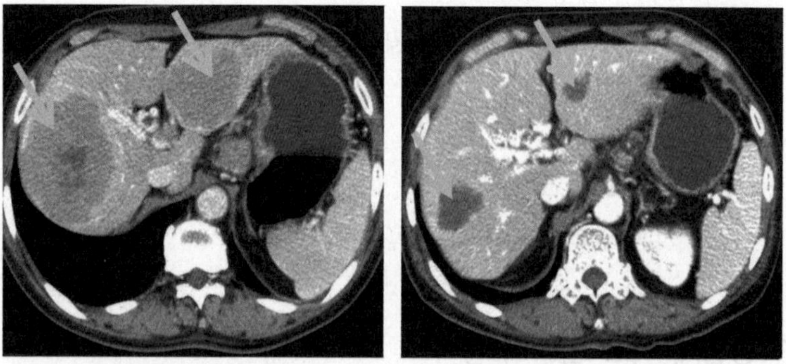

[항암화학요법 시행전] [항암화학요법 시행후]

간전이가 동반된 환자에서 항암화학요법의 효능평가. 간전이 병소 2개가 항암화학요법 시행전(좌측 그림)에 비하여 시행후(우측 그림)에 크기가 현저히 감소였음을 확인할 수 있다. 이 환자의 경우 항암화학요법에 대한 종양반응평가는 부분반응(partial response)에 해당한다.

◉ 〈항암화학요법 전에 의사에게 물어야 할 사항〉

- 항암화학요법이란 무엇인가 : 암세포를 파괴하기 위해 약물을 사용하는 전신적 치료
- 항암화학요법은 어떻게 작용하나 : 혈류를 통해 항암제가 암세포에 작용하여, 빠르게 증식 및 분열하는 암세포의 성장을 정지 또는 지연시킴

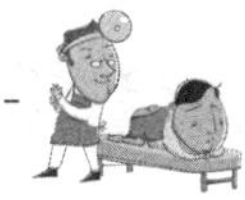

- 항암화학요법이 하는 역할은 무엇인가 : 암의 종류와 병기에 따라서 역할이 다름.
  - 소멸 : 몸에 암이 없어지도록 함
  - 통제 : 암의 성장을 늦추고 다른 부위의 암세포를 파괴하여 퍼짐을 막음
  - 증상완화 : 암을 감소시켜 증상을 호전시킴
- 항암화학요법을 어떻게 사용하나 : 단독으로나 또는 수술 및 방사선치료와 병용하여 사용
- 항암화학요법은 언제 사용하나 :
  - 수술 전 암세포를 감소시키는 목적 – 신보조요법
  - 수술 후 잔존 미세 암세포를 소멸시키는 목적 – 보조요법
  - 방사선치료나 표적치료제와 병용 – 병용요법
  - 재발 또는 전이성 암세포 파괴 – 고식적 요법 : 완치목적이 아닌 삶의 연장, 증세 완화 목적
- 항암화학요법에 어떤 약제를 사용하나 : 암의 종류, 항암화학요법 치료 과거력, 체내 다른 질병의 동반 여부에 따라 다름.
- 항암화학요법을 얼마나 자주 시행하나 : 암의 종류와 병기, 항암화학요법의 종류, 항암화학요법에 대한 신체반응에 따라 다름.
- 항암화학요법의 투여 방법은 어떤 종류가 있나 : 정맥, 경구, 동맥, 복강 등 여러가지 통로가 있음. 케모포트(chemoport)라고 불리는 중심정맥에 위치시키는 인공혈관기구는 정맥을 통한 항암제의 장기간 지속적 주입을 위해 사용됨.

- 항암화학요법 중 느낌이 어떤가 : 부작용이 일부 수반되므로 그다지 좋게 느끼지 않을 수 있음.
- 항암화학요법 중 일할 수 있나 : 과격한 일 외에는 할 수 있음.
- 수술 후 얼마나 일찍 시작하나 : 빠르면 수술 후 3주 이내에 시작함
- 항암화학치료 중 또는 종료 이후에 어떤 추적이 필요하나 : 혈액검사(암태아성항원 포함), 영상사진(전산화단층사진, 자기공명사진, 양전자단층사진, 초음파검사 등), 대장내시경
- 항암화학요법 중 다른 처방을 받을 수 있나 : 의사와 상담
- 임상시험에 참여할 수 있나 : 대상이 되는 경우 참여를 고려할 수 있음
- 얼마나 오래 병실 또는 외래치료를 시행하나 : 보통 입원은 3일, 외래는 당일, 약제의 종류 및 투약 방법에 따라 다름
- 항암화학요법 후 운전해도 되나 : 가능하나 부작용이 심하면 안하는 것이 좋음. 말초신경 부작용으로 인해 발감각이 저하된 경우 브레이크 페달을 밟는데 지장이 있어 사고가 나기도 하므로, 이런 경우에는 운전을 피하는 것이 추천됨.
- 항암화학요법을 받기 힘든 의학적 요인 또는 위험군은 무엇인가 : 전신건강불량, 혈액검사상 백혈구감소증, 빈혈, 영양상태 불량
- 항암화학요법 후 효과 여부의 확인은 어떻게 하는가 : 국소재발의 감소, 수술과 재발 사이의 시간 간격의 증가, 생존율 및 완치율의

증가, 고식적 항암화학요법인 경우에는 생존기간의 증가 및 삶의 질, 증상호전

분자표적치료란 무엇인가

표적치료는 암의 성장과 진행에 관여하는 특수단백질을 표적으로 하여 공격하는 약물치료이다. 단일클론항체를 이용한 약제를 사용하여 정상세포의 손상 없이 암세포의 성장에 필요한 특별한 성장요소를 차단함으로서 암의 성장과 퍼짐을 막는다.

표적치료제는 항암화학요법과 병용 또는 단독으로 사용하며, 기존의 항암제보다 부작용이 적은 편이고, 기존 항암제와 병용할 경우 종양의 크기를 더 잘 줄이고 생존기간을 증가시킬 수 있다. 주로 Ⅳ기의 대장암과 재발암에 사용하나 현재 이들 약제가 매우 고가인 단점이 있다.

- **베바시주맙(bevacizumab), 아바스틴(Avastin®) : 혈관형성억제제**
  혈관형성을 자극하는 혈관내피성장인자를 표적하는 항체로서, 이 인자를 차단하므로 암 덩어리로 공급되는 혈관성장의 방해와 이에 따른 영양공급의 장애를 일으켜 암의 성장이 안 되도록 한다. 1차 또는 2차 치료로 화학약물요법과 병용시 생존율을 증가시킨다. 부작용으로 장천공과 출혈, 고혈압, 단백뇨 또는 혈액응고장애가 있을 수 있다.

- **세툭시맙(cetuximab), 얼비툭스(Erbitux®) : 상피세포성장인자 수용체 차단제**
  암의 성장을 돕는 상피세포성장인자 대신에 성장인자 수용체와 결합함으로써, 암세포의 성장활동을 차단하는 것이다. 매주 1회씩 정맥주사하고, 부작용으로 알러지 반응에 의한 혈압하강, 호흡장애 또는 피부발진이 있을 수 있다.

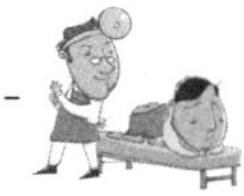

임상시험이란 무엇인가

임상시험은 새로운 치료가 현재의 표준치료보다 더 안전하고 효과적이라는 것을 증명하기 위해 시행하는 방법으로, 앞으로 표준치료가 되기 위해 환자가 대상이 되는 연구이다. 대장암치료에 오늘날 많이 사용하는 약제의 효능은 모두 과거의 임상시험의 결과를 통해 증명되어 왔다. 의사로부터 임상시험에 대해 설명을 충분히 듣고 자발적으로 참여여부를 결정하여야 하며, 중간에 중단하는 것도 환자 본인의 자유의사에 달려 있다. 임상시험의 목적, 과정, 위험과 이점 등에 관한 설명서를 충분히 숙지하여 임상시험 참여에 동의한 후 시작된다.

임상시험은 다음과 같이 분류된다.

종류	임상시험목적	대상환자 수
1상	용량과 투여 방법의 결정 (용량결정과 부작용 평가)	10~30명
2상	효과, 부작용의 평가	30~100명
3상	효과의 비교 (기존 치료와의 효능을 직접적으로 비교)	수백 명 이상
4상	장기간 안정성과 효과 (시판 중 약제에 대한 부작용조사)	수백~수천 명

초기임상시험은 안전성, 후기임상시험은 효과의 판정에 중점을 둔다.

○ 임상시험 참여

장점 : – 높은 질의 치료를 제공

- 더 많은 관심 : 의사와 환자를 담당하는 연구간호사 등
- 새로운 치료가 효과가 있으면 첫번째 혜택자가 됨
- 자기의 치료에 대하여 자신의 선택권이 있음
- 경우에 따라 일부 치료비용이 제공될 수 있음

단점 : - 새로운 치료가 반드시 좋은 것은 아님
- 모르는 부작용이 있을 수 있음
- 자주 방문해야 하는 경우가 많음
- 치료비용이 전체 제공되지 않는 경우도 있음

◉ 〈 임상시험에 대해 의사에게 물어야 할 사항 〉

- 왜 시행하는가
- 어떤 검사와 치료가 관여하는가
- 얼마나 오래 시행하는가
- 이익과 불이익은
- 효과를 어떻게 알 수 있나
- 치료가 하는 역할은 무엇인가
- 입원여부는
- 생활에 영향을 주나
- 비용부담은
- 얼마나 자주 내원하나
- 추적방법은
- 나에게 적합한 임상시험이 있는가
- 임상시험으로 나빠지면 어떤 치료가 가능한가

※ 모든 임상시험에는 절차를 상세히 설명한 서류가 제공되므로 자세히 읽어보는 것이 중요하다.

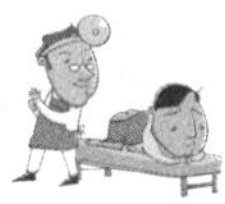

보완의학과 대체의학은 무엇인가

암 치료는 과학적 증명이 되어있는 표준의학이나 관례의학을 시행하는 것이 원칙이나, 일부환자들의 경우에서는 때로는 처음 치료로 비관례적 의학을 선택하는 경우도 있다. 이런 비관례적인 어떤 다양한 의학건강체계나 치료 방법을 보완의학과 대체의학이라 하고, 그 의미에는 두 가지가 차이가 있다.

보완의학의 목적은 표준의학에 추가하여 치료를 위한 약제를 사용하거나, 침습적 검사를 시행하지 않은 상태에서 환자의 안녕과 안정을 증진하는데 있다. 대체의학은 표준의학 대신에 사용하며, 특별한 식이요법부터 복잡한 치료까지 다양하나 안전성이나 효과가 증명된 것은 아니다. 때로는 사용하는 방법에 따라 보완의학이 될 수도 있고 대체의학이 될 수도 있다.

보완대체의학은 암 치료에 점차 시행이 증가되고 있는데

- 암이 위험한 병이므로 치료에 조금이라도 도움이 된다면 할 수 있는 방법은 다 시도해 본다는 의미로
- 의사가 더 이상 치료희망이 없고 더 할 것이 없다는 말에
- 항암화학요법과 같은 표준의학의 단점과 효과에 대한 확신이 없어서 다른 방법을 통해 암의 어떤 증상들을 감소시켜 삶의 질을 호전시킬 수 있을까 하는 기대로 시행해 본다.

그러나 이 보완대체의학은 표준의학을 대신해서는 안 된다. 이러한 방법의 단독사용은

- 적절한 치료의 시작을 지연시킬 수 있고
- 환자의 재정상태를 어렵게 만들 수 있고
- 일부 대체의약은 기존치료제와 상호작용하여 불리할 수도 있고
- 부작용이 흔히 있을 수도 있고
- 일부 임상시험을 시행하고 있으나 대부분 제도권 밖에서 시행되므로 통제하기 어려운 문제가 있다.

그래서 시행 전에 반드시 의사와 상담해야 한다. 특히 약초의 사용은 약물요법이나 방사선치료 등의 항암치료 중에는 피해야 하고 수술 시행 1~2주 전에 미리 중단해야 한다. 보완대체의학은 정신, 영양, 운동 등으로 사람 전체 즉 몸과 마음과 정신에 대해 추가적인 치료를 시행해 본다는 의미 정도로 받아들여야 하며, 대장암의 진행을 막지는 못하므로 효과적인 표준항암치료를 방해하지 않는 범위 내에서 시행함으로써 환자의 증상완화와 삶의 질을 증진시키는데 도움이 될 수 있겠다.

비관례적 요법은

- 약초나 동종약제, 아유르베딕 치료 등의 전통민족요법
- 식사보충, 자연식을 이용한 식이요법, 장수건강식품 등의 영양적 치료
- 명상, 최면, 기도, 이완, 요가, 영상, 생체 되먹임 등의 심신조절치료
- 대사치료, 항산화제(비타민 C와 E, 셀레니엄) 등의 약물생체치료
- 침, 지압, 마사지, 지공, 타이치, 전기자석 치료 등의 구조조정치료 등 여러가지로 분류된다.

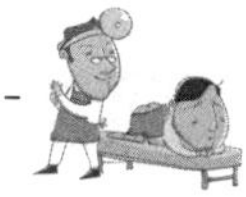

침은 가장 흔히 사용되는 보완대체의학이다. 동통, 오심, 구토에 효과가 있고, 안전한 치료방법이다. 하지만, 침은 피부를 관통하여 놓게 되므로, 항암화학요법을 받아서 감염에 취약할 우려가 있는 환자는 시행 받지 않는 것이 좋다. 초목약초는 자연약제를 사용한 구제치료이고 부작용도 있다. 아유르베딕 치료는 심, 신, 정을 강하게 하기 위해 생활습관변화, 약초제, 운동, 명상 등을 병합시행하는 치료이다.

지공은 몸을 천천히 움직이고 뻗으면서 숨쉬는 운동으로 근신경을 완화시키고, 요가는 신체자세, 명상, 숨쉬는 기술로 심신피로를 완화시킨다.

※ 일부 보완대체 요법에서 사용되는 검증 안 된 약제는 사용 중인 표준약제와 상호작용을 할 수 있는 성분을 가지고 있을 수가 있으므로, 간부전 또는 신부전을 초래할 수 있다.

○ 대체의학 치료

- 고민 – 최면, 마사지, 명상, 오락
- 피로 – 운동마사지, 오락, 요가, 타이치
- 오심, 구토 – 침, 방향치료, 최면, 음악치료
- 동통 – 침, 방향치료, 생체되먹임운동, 최면, 명상, 마사지, 음악
- 수면 – 운동, 오락, 요가
- 긴장 – 방향치료, 운동, 최면, 마사지, 명상, 요가, 치공, 타이치

◉ 〈보완대체의학 시행 시 건강치료 담당자에게 물어야 할 사항〉

- 이러한 치료방법을 사용할 경우 어떤 이득이 기대되나
- 어떤 위험요소가 있는가
- 이득이 위험보다 많은가
- 부작용은 무엇인가
- 표준치료를 방해하지 않나
- 의사에게 미리 말해야 하나
- 임상시험을 통한 근거가 있는가
- 보험이 되는가
- 효과를 확인할 수 있는 증명방법은 무엇인가
- 얼마나 오래 시행하나

제7장
대장암의 치료 후의 관리

○ 대장암의 추적은 어떻게 하나

○ 대장암치료 후의 조정과 유지는 어떻게 하나

○ 대장암치료 환자의 영양과 음식의 관리는 어떻게 하나

○ 인공항문(장루) 관리는 어떻게 하나

제 7 장

대장암의 치료 후의 관리

대장암 생존율이 증가함으로 많은 대장암 생존자들은 암을 극복하고 새로운 삶을 살기 위한 새로운 노력을 해야 하며, 이에 도움이 될 수 있는 정보가 필요하다. 새로운 삶으로 나아가는 중 극복해야 할 새로운 문제가 닥칠 수도 있어 이를 해결해야 하는 새로운 길을 찾아야 한다. 혼자 극복하기 어려운 경우에는 지원자들, 다른 생존자들 또는 정신건강상담자들의 조언이 도움이 될 수 있다.

◎ 대장암의 치료 회복 후 새 국면에서의 문제점

- 추적예약의 관리
- 합병증과 암 재발의 염려
- 변화된 자신의 자존심과 자아상
- 진단 후 재정적 문제

- 가족내 유전적 성향에 대한 관심
- 향후 의학적 문제, 추적, 선별검사
- 건강한 생활습관을 이끄는 것 : 운동, 금연, 금주, 식이습관
- 해결 안된 삶의 문제 : 결혼, 이혼, 자녀들 부양, 직업변경
- 장기 부작용 : 반흔(수술 상처), 인공항문, 피임, 성문제

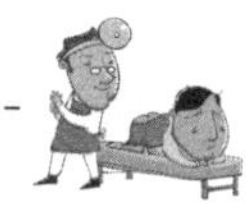

대장암 추적은 어떻게 하나

추적이란 환자가 겪는 치료 후 합병증 치료 및 암의 재발에 대한 정기적 의학검사를 위해 단기와 장기로 의사를 방문하는 것이다. 수술과 보조요법이 대장암치료에 기본과정이지만, 치료 후 정기적 경과관찰과 추적검사가 필요하고 이는 3차 예방을 하기 위한 것이다.

추적검사를 시행하는 목적은

- 수술과 보조치료의 효과 판정과 부작용 발견
- 예후에 대한 논의 및 유전요소 관여여부에 대한 상담
- 새로운 암이나 용종의 조기발견, 치료가 가능한 암 재발 또는 원격 전이의 발견 등이다.

이런 목적으로 위해 시행되는 정기적 추적검사는 대장암의 전체 생존율을 증가시키고 정신적 지지도 되므로 추적은 암 환자에게 아주 중요하다.

수술이 대장암의 가장 효과적 치료방법이고, 국소 대장암인 경우 완치적 수술을 통해 육안적으로 보이는 모든 암은 제거되지만, 전이암 또는 잔존암이 대단히 작을 때는 수술 중 발견되지 않을 수도 있고 후에 성장하는 수도 있다. 따라서, 병기에 따라 잔존암 소멸을 위하여 보조치료로 항암화학요법과 방사선치료를 시행하며, 추적검사를 통해서 치료결과의 효과를 확인하는 것이다.

또한, 장기적으로는 새로운 용종 또는 조기암을 찾는 것이다. 대략 20% 이상에서 후에 다시 용종이 발견될 수 있기 때문에 암화하기 전

에 용종을 찾아 제거하거나 또 발견되는 조기암을 찾아 절제하는 것이 매우 중요하다.

암 치료의 가장 큰 문제는 암이 약 30%에서 다시 재발한다는 것이다. 흔히 어떤 체내 변화나 증상의 변화는 암 재발의 가능성이 있기 때문에 이런 변화의 정확한 원인을 발견하고자 노력해야 하며, 만약 국소재발이나 간이나 폐 등의 원격장기의 전이가 발견되면 조기치료를 시작할 수 있다.

대장암치료 후 추적계획은 단지 계획이므로, 만약 치료 후 대장암에 관계된 어떤 새로운 증상이나 소견이 보인다면 정기적 방문예정일이 아니더라도 즉시 암 치료팀 의사를 방문해야 하고 암 이외의 심장병, 고혈압, 당뇨병 등의 일반적 건강에 관한 추적도 연령, 생활습관의 변화, 유전적 측면 등에서 주기적으로 시행해야 한다.

○ 추적계획의 5가지 목표

• 단기간 추적

목표 1기 : 치료의 정상적 회복(6주~6개월)

부작용 발견, 신체활동수준과 음식의 조절, 방광과 성기능의 상담

목표 2기 : 예후의 이해

최종 병리적 병기를 외과의사와 의논하여 종양내과의사에게 향후 치료를 의뢰

목표 3기 : 유전성향의 평가

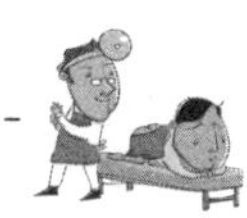

대장암 10~25%에 해당, 환자와 가족의 건강에 중요

- 장기간 추적

목표 4기 : 새로운 대장암 발생방지 및 조기발견

목표 5기 : 재발과 전이의 발견

■ 추적담당 의사

외과의사나 종양내과의사가 주로 담당하나, 치료상황에 따라 다를 수 있고 보통 퇴원시 추적의사를 병원에서 지정한다.

■ 추적기간

대개의 암 재발은 근치수술 후 첫 2년에 가장 많이 발견되고 수술 후 1년이 50%, 2년이 80%, 3년이 90%로 5년 중 3년까지 집중적으로 한다. 5년의 추적은 우선 대장내시경을 통한 새로운 용종발생여부를 확인한다. 드물게 평생 추적할 수도 있다. 3년 내에 20%에서 간 전이가 발견될 수 있다.

■ 추적방문의 간격

첫 2~3년은 매 3~6개월마다 방문하여 신체검사와 혈액검사 및 영상검사를 받고 결과를 설명 받는다. 그 이후는 매 6~12개월마다 방문한다.

추적은 모든 환자에게 똑같이 취급되지는 않는다. 추적에는 암의 재발과 건강상태의 확인 이 외에 대한 검사와 재치료의 의욕이 서로 맞아야 하는데, 3기암은 2기암보다 추적이 더 필요하고, 향후 장기간 삶의 질의 향상이 필요한 청장년환자는 재수술 가능성이 적은 노인환자보다 더 철저한 추적이 요구된다.

추적에 대한 환자의 관심은

- 검사를 더 자주 받아 암의 진정을 늘 확인하여 삶의 질을 향상시키려는 환자
- 첫 치료가 가장 좋으므로 검사를 덜 자주 받아 암에 대한 고민을 줄이고자 하는 환자로 구분되나, 의사와 상담하여 암의 상태에 맞는 중용의 간격을 취하는 것이 좋다.

○ 추적 검사 종류

■ 병력과 신체검사

대장암치료를 받았던 환자는 정기적인 간격으로 집중된 검사를 받아야 한다. 새로운 증상이나 비정상적 소견이 있을 때는 철저한 검사가 요구된다. 신체검사에서 커진 림프절이나 황달, 복수 등의 소견은 재발의 가능성을 암시하므로 재발배제를 위해 더 조사가 필요하다. 특히 직장암에는 수지직장검사는 필수적이다.

■ 혈중 암태아성항원(CEA) 검사

대장암을 포함한 일부 종양은 혈액에서 발견되는 어떤 단백질을 생산하는데 이를 종양표식자라고 부른다. 대장암에서 주로 사용되는 종양표식자는 암태아성항원(CEA)으로서 이 항원의 혈중치가 점차 오르면 전이를 의미하므로 적어도 3년내 매 3~6개월마다 주기적으로 검사하여 변화의 양상을 본다. 이 검사는 70~80% 정도에서만 양성이고 20% 정도에서는 위음성이 되어 신뢰도가 약간 떨어지고, 암 이외에 간질환, 폐질환, 췌장염, 흡연 등에도

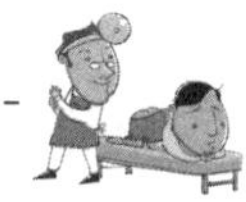

일부 양성이 되므로 대장암의 진단적 가치는 적다.

수술 전 암태아성항원의 수치가 높으면 예후가 나쁠 수 있고, 수술 4~8주 후 수치가 떨어지면 치료반응이 좋다는 것을 의미한다. 수술 후 국소재발에는 정상 내지 약간 상승하나, 지속적으로 높은 상승이 된다면 간 전이나 복강내 전이와 같은 재발상태를 의미하므로 영상검사로 확인할 필요가 있고, 이 검사를 통해서 신체검사나 영상검사보다 수개월 일찍 재발이 발견되기도 한다.

※ 암태아성항원이 정상이라고 암이 없거나 재발이 없다고 단정할 수 없다.

■ 영상검사

전산화단층검사(CT), 자기공명영상검사(MRI), 양전자단층검사(PET), 직장초음파검사는 치료의 반응을 보기 위해 또는 재발암을 찾기 위해 사용된다. 첫 3년은 매 6개월 정도마다 시행하고 그 이후는 매 1년 정도마다 시행한다. 전이성 대장암의 항암치료에 대한 치료반응 확인은 매 6주~12주의 간격으로 시행할 수 있다. 양전자단층검사는 재발이나 원격 전이 발견에 정확하고, 전산화단층사진으로 확실치 않을 경우 시행하면 암전이 여부를 더 잘 알 수 있다.

■ 대장내시경

대장암은 재발위험 이외에도 새로운 2차 대장암 발병의 위험이 환자의 3~5%에서 존재한다. 대장내시경은 1년, 3년, 5년에 시행하는 것이 좋은데, 검사의 목적은 국소재발을 발견하고 용종 또는 새로운 암을 찾는 것이다. 대장암 수술을 받았던 환자가 수술 전에 내시경을 받지 않았다면 6개월내 한번 검사해야 한다. 직장암은 결장암과 비교하여 재발률이 높고 진단접근이 용이하므로, 경우에 따라서는 S자결장검사 및 항문직장초음파검사를 매 6개월마다 시행하기도 한다.

○ 치료 후 추적 검사들 : 환자의 상태나 의사의 판단에 따라 추적기간의 간격과 방법에 차이가 있을 수 있다.

추적검사	1년	2년	3년	4~5년
외래방문	매 3~6개월	매 3~6개월	매 3~6개월	매 6개월
암태아성항원	매 3~6개월	매 3~6개월	매 3~6개월	매 6개월
복부골반 CT	매 6~12개월	매 6~12개월	매 6~12개월	매 6~12개월
흉부 CT	매 년	매 년	매 년	매 년
대장내시경	한 번		한 번	
S자결장경 (직장암)	매 6개월마다 시행하는 것을 고려할 수 있다.			

◉ 추적에 대한 질문사항

- 어떤 치료와 약이 주어졌나
- 얼마나 자주 방문하나
- 추적검사는 무엇인가
- 추적을 얼마나 오랫동안 시행하나
- 치료의 부작용은 단기와 장기로 무엇이 있나
- 주의해 보아야 할 증상은
- 건강을 유지하기 위해 무엇을 해야 하나
- 퇴원 후 주의해야 할 음식은

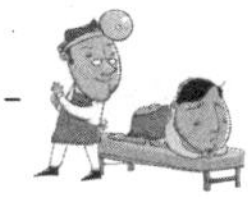

- 회복하는데 얼마나 걸릴 것인가
- 재발을 막기 위해 해야 할 것은 무엇인가
- 퇴원 후 처음 누구를 방문하나 : 수술 후에는 외과의사
- 장기추적은 누구에게 받게 되나 : 종양내과 또는 외과의사

■ 추적방문 할 때 가지고 있는 건강상 문제를 이야기 하라

- 새로이 나타난 증상
- 고통주는 통증
- 신체적 문제 : 피로, 불면, 성문제, 체중의 감소나 증가
- 다른 질병 : 심장병, 당뇨병, 관절염
- 사용하고 있는 약제, 비타민 또는 한약
- 감정적 문제 : 고민, 우울
- 가족내 병력의 변화 : 암
- 부작용

■ 치료 후 변화시켜야 할 사항들

- 금연
- 음주 자제
- 잘 먹을 것 : 식물성 음식과 야채, 하루 5~8회 이상 섭취
  저육류, 저염음식 섭취
  체중유지
- 운동과 활동 : 하루 30분 이상 유산소 운동
- 근심과 우울 감소
- 기분전환
- 피곤, 오심과 통증 감소

◎ 의무기록

때로는 대장암의 진단이나 치료 후 새로운 의사를 방문할 수가 있다. 먼저의 의사가 은퇴했거나 다른 곳으로 옮겼거나 또는 환자가 옮겼거나, 어떤 이유로 다른 의사로 바뀌었을 경우가 해당 된다. 환자는 새로운 의사에게 진단과 치료에 대한 상세한 기록을 전달하는 것이 중요하다. 새로운 의사는 이 기록을 근거로 해서 환자의 향후 치료나 추적을 계속할 수 있다.

병원을 옮기게 되는 경우 필요한 의무기록의 내용은 다음과 같다.

- 치료기록의 내용
  - 진단 날짜
  - 암 종류
  - 병리소견
  - 치료의 장소와 날짜
  - 수술기록지
  - 방사선치료의 부위와 조사량
  - 항암화학요법의 이름과 날짜, 투여횟수
  - 중요 병리검사, 방사선검사(전산화단층사진, 자기공명사진)
  - 사용약물 이름과 용량
- 관심을 주어야 할 소견과 치료의 장기간 효과
- 치료 중 또는 치료 후 일어난 문제점
- 물리치료에 대한 인지, 특별한 약제, 영양보충 또는 감정지원

※ 암으로 치료받은 내용을 기록한 일기를 적어 놓으면 나중에 다른 의사에게나 다른 병원에서 치료를 받는데 도움이 된다.

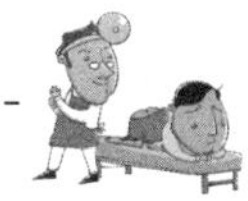

■ 재발은 어떻게 치료하나

재발암은 암을 근치절제 후 일정기간 동안 무병 상태에 있다가, 대체로 2~3년내에 30% 내외에서 전이 또는 재발 암이 다시 생기는 것이다.

재발암의 양상에는

- 수술부위나 장문합 부위에 생기는 국소재발
- 림프절에 생기는 구역재발
- 다른 기관이나 장기에 생기는 원격 전이 또는 전이성 재발이 있다.

국소재발이 초기에는 가장 흔하나 세가지의 재발양상이 단독 또는 혼합되어 발견될 수도 있고 병이 진행될 수록 재발이 더 광범위하게 생긴다. 재발의 원인은 수술절제 범위 밖의 조직이나 림프절에 암세포가 남아 있었거나 또는 수술 중 암세포가 흩어져 있다가 나중에 증식한다든지 또는 정맥관속에 암세포가 있다가 후에 원격부위에 암종을 나타낸다든지 등의 몇 가지를 추측해볼 수 있다.

만약 3개월 이내에 재발이 되었다면 수술 중 놓쳐버려 남아있던 암이 진행되었거나 치료에 반응을 하지 않았던 것이다. 암은 각 사람마다 독특한데 치료에 다르게 반응하고 성장도 다르게 하기 때문에 치료에 어려운 점이 있다. 재발암에 대한 검사는 혈중 암태아성항원, 직장검사, 흉부X선 검사, 간초음파, 전산화단층사진, 자기공명영상, 대장내시경 등을 주기적으로 시행하여 조기의 변화를 확인하는 것이 좋다. 증상은 복부골반 통증, 배변변화, 장출혈, 기침, 허약, 복부팽만, 간촉지 내지 황달, 소변변화 등에 중점을 두어야 한다.

재발암은 Ⅳ기암과 다르지만 대체로 Ⅳ기암과 비슷한 치료원칙으로 시행하게 되며, 재발부위가 결장인가 직장인가, 국소인가 원격인가, 재발부위가 다발성인가, 어떤 종류의 재발증상인가 등의 암 진행 상태와 환자의 나이와 건강상태 등 여러가지 요소가 치료방법의 결정에 관여한다.

조기 재발암은 때로는 수술 또는 수술과 약물과 방사선에 의한 항암치료로 완치가 가능할 수 있고, 진행성 재발암은 여러 복합치료를 시도해 볼 필요가 있는데 완치가 어렵다고 판단되면 고식적 항암치료를 통하여 삶의 연장 및 삶의 질 향상을 도모한다.

재발암의 예후는 전체적으로 불량하고 결장보다 직장의 재발이 더 불량하고 또 원격 전이 재발이 동반된 경우 더욱 불량하다.

※ 대장암의 전 과정이 사람에게 다 똑같은 것은 아니고 각 사람마다 독특하다.

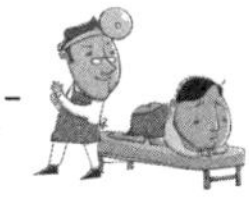

대장암치료 후 중요한 증상적 문제는 무엇인가

○ 체중감소

암을 가졌으면 체중이 줄게된다. 이것은 암세포가 몸의 에너지를 건강세포보다 더 빨리 사용하기 때문이다. 암에 의한 체중소실, 즉 "악액질(cachexia)"은 좋은 상황이 아니므로 치료를 받을 때 자기 몸이 충분한 영양을 얻고 있다는 것을 확인하는 것이 중요하다. 좋은 영양은 암 치료 과정에서 몸이 암세포를 파괴시키거나, 치료 중 파괴되는 건강세포를 대치하는데 필요한 에너지를 공급한다.

■ **치료 중 체중유지를 위한 제안**

- 체중의 소실이나 유지에 대해 의사와 계속 상담하고 대장암을 가진 다른 사람들의 조언을 듣는다.
- 영양사와 상담하라 : 어떤 에너지가 필요하고 얼마나 많은 칼로리가 필요한가를 계산하는데 도울 것이다. 좋고 싫은 음식에 대해 이야기하라. 영양사는 충분한 영양을 얻도록 특별음식 계획을 마련할 것이다.
- 배고플 때 먹어라. 적은 양을 자주 먹는 것이 좋다.
- 식사 시작에 음료수 마시는 것을 제한하라. 고형음식을 먹기 전에 배가 너무 부르면 안 좋다.
- 식사 전에 간단한 산보나 가벼운 운동은 식욕을 자극한다.
- 어릴 때 자주 먹던 음식을 먹어 보라. 사람들은 어릴 때 먹었던

음식이 가장 맛있는 음식이라 말한다.

- 음식냄새가 싫다면 차가운 또는 시원한 음식이 뜨거운 음식보다 냄새가 적기 때문에 먹기 쉽다.
- 구강통증이 있는 사람은 단단한 음식보다 연한 음식이 더 좋다는 것을 발견한다. 밀크쉐이크, 야채단백질 혼합액, 엔슈어(Ensure) 등은 필요한 영양과 칼로리를 공급해 준다.
- 만약 체중감소가 특히 빠르거나 체중감소를 중단시킬 수 있는 다른 방법이 효과가 없으면 식욕을 촉진시킬 수 있는 약을 처방 받는다.

※ 대장암의 근치적 수술 후 1~2개월 동안 체중감소가 더 심해지나 3개월이 지나면 점차 정상으로 돌아오고, 때로는 과체중이 되어 음식 조절과 운동이 필요할 수 있다.

○ 피로

많은 사람들은 치료 중 때로는 "피로"라고 불리는 "지친감"을 경험한다. 피로는 항암화학요법이나 방사선치료의 직접 부작용일 수 있고 빈혈의 결과일 수 있다. 피로는 각자 경험이 다른데 어떤 사람은 "보통보다 좀 더 지친" 느낌으로 경한 피로를 묘사하고, 어떤 사람은 "숨쉬기도 힘든" 심한 피로를 묘사한다. 많은 사람에게 피로경험은 치료계획표나 치료종류에 달려 있다. 어떤 환자는 치료를 오래 끌면 피로가 더 심해지고 어떤 환자는 피로에 몸이 익숙해져 치료의 시간이 지나면 피로가 더 적어진다고 말한다. 경험자들은 피로를 줄이기 위한 도움이 되는 방법은 피로의 양과 질을 줄이거나 에너지 보존활동을 하는 것이라고 말한다.

- 과로할 때 쉬어라.

  암과 관련된 피로는 보통의 경험과 같지는 않다. 치료 중의 피로는 암과 싸우는데 도움을 주기 위해, 그리고 치료 중 파괴되었거나 손상된 건강세포의 복귀를 돕기 위해 환자 몸이 환자의 에너지를 보존할 필요가 있다는 것을 알려주는 신호이다. 피로 중에 치료를 너무 밀어 붙이는 것은 자신을 더욱 피곤하게 만든다.

- 계속해서 가볍게 움직인다.

  때로는 암과 관련된 피로가 너무 심할 때 먹거나 자거나 화장실 갈 때 이외에는 아무것도 하지 않는 사람도 있다. 이것은 그 당시의 몸의 요구일지는 모르나, 또다시 움직임을 시작하기 위해 언제 어느 정도의 에너지 수준이 올라가고 있는지 느끼는 것이 중요하다. 처음에는 집 주위를 걷는 것부터 시작하여 너무 피곤하지 않도록 주의하면서 점차 활동을 증가하는 것과 같이 힘들지 않은 범위에서 활동을 꾸준히 하는 것이 에너지 수준을 더 빨리 회복하는데 도움이 된다.

- 영양가 있고 균형 있는 음식 섭취를 하고, 물을 충분히 마시고, 당분간 카페인을 줄인다.

- 피로는 여러가지 이유로 인해 스스로 더 심해지고, 암에 의한 피로는 보통 피로와 달리 쉬어도 지속 될 수 있다.

○ 통증

통증은 암의 증상일 수 있고 통증이 다시 생기면 재발을 의심할 수도 있다. 암 환자에게 가장 큰 근심은 병으로나 치료로 인한 통증으로 고생하지 않을까하는 점이다. 통증은 심한 합병증으로 사람에게서 에너지와 생의 즐거움을 뺏을 수 있고 불면과 우울증을 유발할 수도 있다. 또 치료받을 능력을 방해하여 암이 더 악화될 위험을 증가시키므로, 통증문제는 매우 중요하게 받아들여져야 하고, 효과적으로 치료받을 수 있다.

암 통증에는 보통 급성과 만성의 두 가지 형이 있다. 단기간 급작스런 급성통증은 조직손상에서 생기고 이런 통증은 상대적으로 쉽게 치료되며 일정기간이 지나면 없어진다. 만성통증은 병의 진행이나 치료로부터 생긴다. 통증은 환자마다 개인적이고 원인과 특징도 다양하므로 의사는 통증의 위치, 시간, 강도, 성질, 생활의 영향 등을 물은 후 통증의 전반적 상태를 종합하여 약물치료로 시작한다.

치료는 3단계로 시행한다.

1단계 : 경한 통증에는 마약이 아닌 진통제를 사용한다. 비스테로이드 진통제를 주고 항우울제나 항히스타민제 투여가 도움이 될 수 있다.

2단계 : 지속적이고 증가된 통증에는 일반 통증약제에 경한 마약(예: 코데인(codeine))을 병용한다.

3단계 : 비스테로이드 진통제에 몰핀(morphine) 같은 마약제를 병용한다. 스테로이드계통 약제도 사용할 수 있다. 항우울제나 항경련제도 통증완화에 도움을 줄 수 있다.

투여방법은

- 경구복용이 우선적이지만,

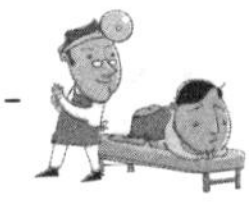

- 최근 진통제가 들어있는 작은 전기펌프를 팔에 착용해서 필요시 주입하거나(환자조절 진통제;주로 수술후에 사용됨), 펜타닐(fentanyl) 진통제를 피부에 부착하여 투여한다.

- 그 외 통증의 원인과 강도에 따라 수술, 방사선치료, 국소마취제 치료 또는 보완대체요법 등을 할 수 있다. 진통제는 진통이 있으면 계속 사용하고 변화가 있으면 양을 서서히 조절하고 갑자기 중단하지 않아야 한다. 약물부작용이 있거나 효과가 없으면 의사와 상담해야 한다.

진통제로 통증을 견딜만하면 계속 활동을 유지하는 것이 좋다.

※ 암 환자는 통증을 두려워 한다. 하지만 대부분의 경우 통증은 조절가능하다.

※ 암 환자의 통증을 위한 진통제의 지속적 사용에 대해 약물 의존성이나 중독성을 걱정할 필요가 없다.

○ 근심과 우울

대장암으로 사는 것은 정신적, 신체적으로 직면하는 가장 큰 도전의 하나이다. 대장암의 진단과 수술, 항암화학요법과 방사선치료를 받는 것은 긴장과 걱정의 새로운 흐름을 가져온다. 이런 종류의 긴장이 있을 때 사람들이 가지는 대단히 흔하고 정상적인 반응 중 통제 안 되는 두 가지 흔한 반응으로 근심과 우울이 있다. 이러한 반응이 환자의 생각과 감정을 지배하게 되면 삶을 더욱 어렵게 만들기 때문에 미리 인지하는 것이 중요하다.

- 근심 – 어떤 일에 걱정하거나 무서움을 느낄 때 가지는 불편한 느

낌이다. 대장암을 가진 사람으로서 직면하는 많은 새로운 걱정과 근심이 있는데, 이런 긴장은 정상반응이지만 때로는 치료 도움이 필요할 때도 있다. 도움이 필요한 근심의 증상은 떨리는 것, 숨 차는 것, 심박동이 빠르거나 꽝꽝 울리는 것, 입이 마른 것, 목에 뭔가 걸린 것 같은 것, 땀나는 것, 손발이 찬 것, 너무 놀라는 것, 집중이 안 되는 것, 마음이 텅 빈 것같은 것, 잠이 안 오는 것 등인데 이때는 의사를 찾을 필요가 있다.

- 우울 – 대장암 진단에 사람마다 차이가 나지만 슬픔이 흔히 경험하는 감정이다. 대장암 진단은 체형의 변화, 일상생활습관의 변화, 일의 파괴, 사랑하는 사람과의 관계조정 등 여러가지 변화를 이끈다. 이런 변화는 어떤 소실을 뜻하는데, 소실에 대한 정상반응의 하나는 슬픔 또는 우울이다. 슬픔은 건강의 소실에 대한 반응이고, 일시적이고 며칠 동안 진행된다. 그러나 슬픔이 오래되면 우울이 되고 수주, 수개월 또는 수년이 갈 수도 있다.

  우울은 마음과 심장주위를 둘러싸는 구름과 같아서 슬픔, 절망, 죄책, 피로, 무희망의 심한 감정을 일으킨다. 가족과 친구로부터 떨어져 혼자 있기를 원하고, 전에 즐기던 활동에 흥미를 잃게 되고 일할 능력이나 관계유지가 줄어들고, 수면장애나 너무 일찍 일어나고 낮에는 늘 피곤한 듯하고 잠만 잔다. 식성변화로 체중의 감소나 증가가 보이고, 성욕이 사라지고, 자주 울거나 생각과 집중이 잘 안

되고, 나중에는 살 의욕에 영향을 미쳐 자살까지 할 수도 있다.

이런 우울증상과 공포같은 근심을 암 환자의 20~50%에서 볼 수 있다. 우울은 약물남용, 술과음, 정신질환병력이 있었다면 더 빨리 심해질 수 있고, 정신적 감정적 병만이 아니고 암의 증상이 될 수도 있고, 항암화학요법의 부작용으로도 올 수 있다. 이런 감정이 지속되거나 떨쳐 버리지 못하면 심한 의학적 문제가 되므로 의사와 상담하고 치료를 받아야 한다. 치료는 가족과 친구에게 의논하고 항우울제복용, 정신치료, 기도와 명상과 자가체면을 해보거나, 마사지, 휴식, 심호흡 같은 진정활동이 도움이 될 수 있다. 또한, 상담자와 상담 또는 지원회에 가입하여 토론해 볼 수도 있다.

대장암치료 후 조정과 유지는 어떻게 하나

○ 대장암치료 후 지속적 관찰에서 몇 가지 가능한 결과가 있다.

- 치료가 암의 보이는 증거를 모두 제거함(암의 완전소멸, 완치)
- 치료가 암의 성장을 중지하거나 축소시켰으나, 모든 암의 제거는 아님(암의 조절)
- 치료에도 불구하고 암이 계속 성장하고 퍼지는 것(무반응)

어느 것이든지 환자는 새로운 관심과 긴장을 경험할 수 있다.

■ **만약 치료가 성공적이고 암이 완전히 제거되었다면** 환자는 생을 새로 시작하는 것같이 느끼면서 매일을 선물같이 느낄 것이다. 그러나 재발의 두려움이 또한 대장암치료 여파로 남게 될 것이다. 어떤 환자들은 규칙적 동통이 큰 근심을 불러 일으키고, 새로운 통증마다 암의 재발을 나타낸다고 두려워 하고, 이 두려움은 삶을 다시 시작하는데 어려움을 준다. 많은 대장암 생존자는 자신의 건강유지를 위해 적극적으로 노력하는 것이 재발에 대한 근심해결에 도움이 된다는 것을 발견한다.

- 건강하게 먹는다 : 지방이 적고 충분한 음료와 야채와 과일을 포함한 음식을 먹는다.
- 규칙적 운동계획을 세운다 : 만약 환자가 피로나 체중감소 때문에 치료중 비교적 활동이 적었다면 새로운 운동계획을 시작 전

에 의사에게 의논해라. 천천히 시작하여 점차 지구력을 세워라. 운동에는 여러가지 형태가 있는데 좋아하는 활동을 찾아라.

– 긴장을 관리한다 : 많은 사람들이 긴장에 익숙해 왔으므로 우리는 긴장을 매일 생활의 일부분으로 받아들인다. 우리 모두 삶에 긴장을 가지지만 과도한 긴장은 면역계통을 취약하게 해서 병에 더 민감하게 만든다. 많은 사람들은 독서, 묵상, 요가 등의 활동이 긴장과 근심을 덜어준다는 것을 발견한다. 어떤 사람들은 자기건강을 유지하기 위해 가능하면 많이 배우고, 그리고 배웠던 것을 기초로 삶에 변화를 주어서 긴장을 완화한다.

■ 만약 치료가 성공적이지 못해 완치가 달성되지 못했을 때

그때 오는 걱정, 긴장과 기분은 매우 다르다. 때로는 치료가 사람을 실패하게 만들지, 사람이 치료를 실패하게 하지 않는다는 것을 생각하는 것이 중요하다. 치료가 성공하지 못한 사람은 마치 자기에게 책임이 있는 것같이 느낄 수 있는데 치료는 여러가지 이유로 실패할 수 있고 자기의 책임이 아니다. 만약 치료가 잘 안 되면 환자는 처음 진단받았을 때 경험했던 감정 즉 분노, 실망, 의심, 두려움, 비통, 방황 등을 느낄 것이다. 환자가 치료 실패의 소식을 들었을 때는 다음 단계의 새로운 결정으로 옮겨야 된다는 것을 의미한다. 여전히 암을 치료할 수 있거나 또는 암을 축소시킬 수 있는 치료계획을 시행하는 것이 가능하다. 만약 이 전환이 어렵다는 것을 알면 환자가 처음의 진단과 치료당시 어떻게 극복했는가를 생각하라. 이번에도 비슷해서 그때 도움이 되었던 방법이 지금 다시 도움이 될 것이다.

- 고식적 항암화학요법을 치료받은 어떤 환자들은 "부분반응(partial response)"이라고 불리는 결과를 가질 수가 있는데, 이것은 종양은 작아졌으나 완전히 사라진 것은 아님을 뜻한다. 이런 종류의 치료반응을 경험한 환자는, 이 소식에 그들의 감정과 반응이 완치를 한 환자와 치료에 반응하지 않는 환자 사이에 있다는 것을 발견한다. 환자는 실망과 감사, 슬픔과 기쁨, 희망과 절망의 혼합된 감정을 느낄 것이다. 만약 부분반응을 보일 경우 환자가 다르게 했다면 완전소멸(완전반응)로 이끌 수 있었겠지라고 생각하기 쉬우나, 암이 치료에 완전반응하지 않았다는 것이 환자의 책임이 아니다.

- 여러가지 치료를 받았지만 부분반응을 보였다가 다시 종양이 커진다든지, 처음부터 항암제에 종양이 반응을 하지 않는 경우에는 환자에게는 암과의 투쟁에서 가장 어려운 시기가 될 것이다. 어떤 환자는 또 다른 형태의 치료를 시도해 보기도하고 어떤 환자는 더 이상 그런 과정을 추구 하지 않기를 원하기도 한다. 비록 의사가 새로운 치료를 제공하지만 새로운 결정에 앞서 치료를 하더라도 예후나 생존율이 개선되지 않을수도 있다는 것을 생각과 새로운 치료계획의 이점과 빈번한 병원방문과 치료 부작용등의 단점을 비교해 보아야 한다. 그 반면에 환자가 할 수 있는 한 오래 치료를 계속하기를 원한다면 앞으로의 치료가 어떤 이익을 가져다 줄 것인지를 고려도 해야 한다. 그 결정은 옳고 그른 것이 아니고 환자에게 가장 적합한 것이 가장 좋다.

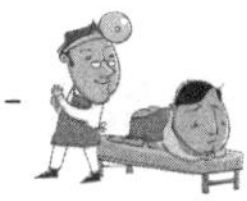

■ 환자가 어떤 것을 하기를 결정할지라도 가능하면 편안하게 되는 것이 중요하고 그렇게 되기를 바랄 것이다. 환자는 통증과 같은 어떤 증상에 대해 치료를 통해 호전되기를 기대하는데 이런 치료를 '고식적 치료' 또는 '완화치료' 라고 한다. 이 치료는 증상을 완화하는데 도움이 되나 암자체를 치료하는 것은 아니고, 주 목적은 삶의 질을 증가시키는 것이다. 암이 진행되어 더이상 근본적 치료가 불가능할 때에는 호스피스 완화치료를 통해 도움을 받을 수 있다.

■ 희망

치료를 마친 후 결과가 완치이든 아니든 환자와 가족들은 여전히 심한 감정적 시기를 직면할 것이다. 대장암을 포함하여 어떤 암을 가졌던 사람들의 경험은 각자 틀리지만, 어느 누구에게나 삶에 중요하다고 생각되는 것은 희망이다. 사람마다 일이나 시간에 희망하는 것이 다르지만, 우리 삶에 희망의 출현은 우리를 오늘에서 내일로 가도록 한다. 매일을 가장 충족하게 살도록 애써야 한다. 처음 암 진단을 받았을 때 실수이기를 희망하고 치료 중에는 완치되기를 희망한다. 만약 치료가 결코 완치를 기대할 수 없는 상황이라면, 사랑하는 사람들과 더 많은 시간을 가질 수 있기를 희망한다. 대장암을 가진 환자들은 다음 여름을 다시 맞이할 수 있기를, 또는 하루를 더 맞이하기를 희망한다.

희망은 삶을 지속시킨다. 치료의 결과가 어떻든지 희망을 위한 자리는 있다. 가끔 어떤 희망이 있는지 알기가 어렵지만, 희망을 발견했다면 사랑하는 사람들에게 이야기하라. 환자에 대한 그들의 사랑과 애정은 가장 어려운 때에 환자를 도와줄 것이다. 문제와 실망, 상승과 하강이 때로는 극심하다. 언제 어느 시기이든지 대장암 환자가 기대하는 어떤 것에 대해 집중하는 것은 많은 어려운 순간을 지나가는데 큰 도움이 된다.

※ 자신을 암 생존자 즉 암과 함께 살고 있는 사람으로 생각하라. 삶을 즐겁게 살도록 지속적으로 노력하라.

※ 항상 희망이 있다 - 치유와 완화에 대해, 오래 사는 것에 대해, 삶의 질을 높이는 것에 대해 희망을 가져라.

호스피스란 무엇인가

암과 같이 생명에 위협을 주는 심한 병을 가진 환자에게 진단부터 전체 병력의 과정에 삶의 질을 증진시키고, 증상과 부작용의 완화를 위해 의사, 간호사, 약사, 영양사, 사회사업가 등 전문가들에 의해 시행되는 약물이나 물리치료 등의 치료를 안락치료, 유지치료 또는 고식완화치료라고 한다. 특히 남은 생명기간이 6개월 이내로써 더 이상 항암화학요법을 시행할 수 없는 상태에서 완화치료만 시행하는 것을 "호스피스" 치료라 한다.

호스피스는 암 치료나 생명연장이 목적이 아니고, 암의 마지막 단계에 증상의 완화와 감정의 유지를 목적으로 하므로 통증과 여러 증상을 조절하여 환자가 평화롭게 안락하고 위엄 있는 삶의 질을 가지도록 하는 것이다. 병을 치료하는 것이 아니고 사람을 치료하는 것이다.

호스피스는 의사의 향후 치료의 무의미함과 불량한 예후에 대한 설명에 따라 환자와 가족 간의 의사결정에 의해 시행된다. 이 결정은 미리 포기하는 듯한 생각으로 힘들 수도 있으나, 증상완화를 통하여 남은 생을 더 잘 활용하고 마무리 한다고 달리 생각할 수 있다.

호스피스는 병원, 호스피스 요양소, 가정간호 등을 통해 시행할 수 있다. 가정에서 시행하면 환자와 가족 중심이 되고 몇 가지 기구와 약제를 준비하여 호스피스 계획표에 따라 진행할 수 있다.

※ 호스피스는 증상관리와 유지치료로서 호스피스는 암을 치료하는 것이 아니고 사람을 치료하는 것이다.

※ "죽음이란 삶에 대해 지불되는 보상"으로 기억하고 죽음의 생각에 잠기지 말고 죽음을 맞이할 실질적 단계를 취하라

대장암치료 환자의 영양과 음식의 관리는 어떻게 하나

암환자들은 암 치료 후에 오래, 건강하게 살기 위해서는 균형적 음식물 섭취와 지속적 신체활동을 계속 유지해야 한다. 균형적 영양은 치료중에도 중요하고 치료후에도 마친가지로 암을 넘어서 미래를 기대하기 위해서 중요하다.

- **좋은 영양은**
  - 환자의 체력과 활력을 유지하고 체중과 영양소의 체내 저장을 유지할 수 있다.
  - 치료 부작용을 더 잘 견딜 수 있게 해 준다.
  - 면역력의 증강으로 감염이 줄고, 치료와 회복이 더 빨리 되게 한다.
- **치료 중의 암환자는**
  - 암 자체의 의한 식욕부진으로
  - 대장암으로 대장의 일부 또는 전체를 제거함으로 인한 소화과정의 변화로
  - 수술 후 항암화학요법의 부작용에 의한 오심과 구토, 맛의 소실, 우울증 등으로 식욕과 음식 섭취에 영향을 주어 체중감소가 올 수 있으므로 암을 예방하는 음식과 달리 충분한 단백질과 고

열량의 음식물을 조금씩 자주 섭취하여 체중이 일정하게 되도록 한다.

○ 치료 후의 암환자는

암 진단 전의 음식물 섭취나 신체활동의 선택이 초기 암 발생에 영향을 주는 요소인 것으로 생각되므로, 더 건강한 생활습관을 채택하는 것이 암위험을 줄이는데 더 중요하다는 것을 알아야 한다.

특히 치료 후의 균형적 영양은

- 재발방지에 도움이 되고
- 새로운 암의 발생을 줄이고
- 적절한 체중유지로 신체활동에 지장이 없게 한다.

○ 암 환자의 식사요령은

채소와 과일 위주에 단백질을 강조하면서 다양하면서 균형적이고 자연적 생산의 건강한 음식을 잘 먹는 것이고, 무엇을 먹는가보다 어떻게 먹는가가 더 중요하다.

- 식욕이 가장 많은 아침에 많이 먹는다.
- 먹기 쉬운 음식을 먹는다.
- 자기에 맞는 적당량 또는 중간 정도의 양으로, 크기는 작게 한다.
- 하루 8번 이상 음료수를 식후에 마신다.

- 천천히 먹고 충분히 씹고 배부르기 전에 중단한다.
- 치료 중에는 치료 1~2시간 전에 먹는 것이 좋고
- 치료를 받지 않는 날은 좋아하는 음식을 먹어보도록 한다.
- 하루 중 언제라도 기분이 좋을 때 많이 먹어라.
- 음식제한에 대해서는 의사와 의논한다.

모든 사람에 맞는 하나는 "암 식단"은 없고 대신에 개인적인 맛의 선택, 선호도를 가지는 음식을 늘려야 하고 균형 있는 칼로리, 단백질, 비타민, 무기질, 일부 필요한 영양보충제를 포함해야 한다.

○ 건강하게 먹는 방법

- 영양가가 가장 많고 자연적으로 생산되고, 적당한 가격에 주변에 있는, 잘 알고 있는 건강한 통식품이 좋다.
- 건강하게 먹는 것은 채소와 과일, 통곡류, 나무열매와 씨앗, 콩류, 살고기, 등푸른 생선, 올리브 오일 등을 즐겁게, 편리하고 쉽게, 개인적 필요욕구에 맞추어 맛있게, 그리고 빨리 요리할 수 있는 조리법으로 만들어서 먹고 기분 좋게 느끼는 것이다.

암 환자의 영양상태의 변화는 누구나 다 있는 것은 아니고 치료가 끝나면 대체로 좋아진다. 문제가 생기면 의사나 영양사와 상담해 보는 것이 좋다.

※ 유기농식품(organic foods)은 비타민이나 미세영양소가 많다는 점과

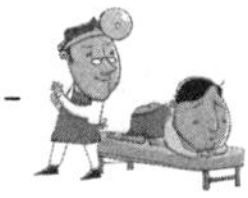

살충제, 항생제 또는 성장호르몬으로부터 비교적 안전하다는 점이 있으나, 암환자에게 영양적 이익이나 건강에 더 효과적이라는 보장은 없다. 마음에 더 편안하게 느낀다면 더 비싸더라도 먹어 볼 수 있다.

○ 암 환자의 건강식사

- 성공을 위해 출발한다. – 단순하게 하고, 천천히 시작하고, 변화시킨다.
- 적절한 영양섭취 범위 내에서 식사한다. 2000 ~ 2500칼로리 정도
- 색깔 있는 야채와 과일 – 밝은 색깔일수록 더 좋다(저칼로리, 저지방, 저콜레스테롤).

초록	단야채	과일
케일 브로콜리 후추 배추 양배추 시금치 무	옥수수 당근 부추 고구마 호박 양파	딸기류 사과 오렌지 망고 복숭아

- 건강한 탄수화물과 통곡류를 더 먹는다.
  - 많은 섬유소와 항산화제를 포함한다 (비타민 A·C·E, 셀레니윰).
  - 저지방, 저칼로리
- 건강한 지방을 취한다.
  - 오메가3 지방산이 풍부한 바다생선, 야채와 과일이 좋다.

식물성 올리브오일, 나무열매와 씨앗, 콩, 생선 등 단포화 또는 비포화 지방이 많은 음식물을 택하고, 포화지방이 많은 붉은 고기나 가공된 고기, 버터, 전유 등과 전환지방이 많은 기름에 튀긴 과자류, 패스트푸드 등은 피한다.

▪ 균형잡힌 단백질을 적당하게 택한다.
- 콩, 나무열매, 씨앗, 완두콩, 유제품, 계란 등에 필수아미노산이 많다. 동물성단백질은 줄이고 식물성단백질은 늘린다.

▪ 강한 뼈형성을 위한 칼슘과 비타민 D 섭취 : 유제품, 진한 초록잎 야채, 케일에 많다.

▪ 설탕 또는 단음료수, 소금 또는 소금에 절인 음식, 정제된 곡류(흰색), 가공 처리된 음식물은 제한한다.

▪ 필요시 영양보충제를 먹는다(그린비어, 뉴케어, 메디푸드, 엔슈어).

▪ 물을 많이 마신다. 하루 1500ml 정도

▪ 건강한 방법으로 음식물을 준비하라
- 자연적 야채와 과일, 증기로 요리, 많이 씻거나 벗긴 야채와 과일
- 고온 가열한 요리나 불에 굽거나 태운 요리는 피해야 한다.

▪ 음식물을 위생적으로 준비해 둔다.

▪ 균형 잡힌 영양계획표를 만들도록 영양사에게 도움을 청하고 매식사를 매주나 매월로 미리 계획하라.

▪ 과도한 체중감소로 인한 허약감, 오심구토로 경구섭취가 어려우

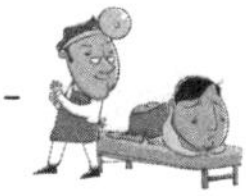

면 일시적으로 중심정맥 영양공급을 할 수도 있다.

※ "암에 좋다, 나쁘다"는 음식은 없고, 건강에 "유익한 음식, 불리한 음식"은 있다. "암을 이기는 음식"은 있다.

건강식품	비건강식품
초록색, 밝은 색의 야채	많이 튀긴 음식
신선한 과일, 딸기류	깊이 구운 음식
닭, 오리의 살코기	설탕, 소다
마른 과일, 열매씨앗	가공된 고기
통곡류 – 잡곡밥, 빵, 파스타	기름기 많은 간식
올리브오일	흰 빵과 정제된 파스타
들판에서 자란 소의 살코기	설탕이 든 아침 씨리얼
차가운 바다 생선 – 연어, 참치	튀긴 닭, 튀긴 생선,
저지방 우유, 요구르트, 치즈	핫도그
콩류	
계란	

○ 암을 이기는 음식물

- 토마토
- 브로콜리
- 딸기류
- 콩류
- 호박
- 시금치
- 가지
- 인삼
- 생강
- 녹차
- 적포도주
- 사과
- 감귤류
- 녹차
- 배추, 양배추
- 올리브오일
- 검은 초콜릿
- 마늘
- 파인애플
- 버섯

※ 한국의 영양소 별 주 음식물

- 탄수화물 : 밥, 국수, 감자, 고구마, 밤, 떡, 빵
- 단백질 : 육류, 생선, 알류, 패류, 두부, 콩, 유제품
- 지방 : 동물성기름, 식물성기름, 마요네즈, 버터, 치즈, 잣, 호두, 참깨

※ 암 치료중인 환자나 말기암 환자는 다양한 영양결핍을 초래할 수 있으므로 여분의 칼로리나 동물성단백질 등의 적절한 영양섭취가 매우 중요하다.

※ 동물성 붉은 육류를 별로 먹지 않았던 사람에게 대장암이 발병했다면 또다른 원인에 의한 유전자 변이가 일어났기 때문일 것이다.

※ 과도한 붉은 육류의 섭취와 대장암 발생의 기간에는 10년~20년의 격차가 있다.(미국 보고)

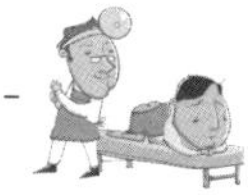

인공항문(장루) 관리는 어떻게 하나

■ 장루(인공항문)는 무엇인가

장루는 항문으로 정상적인 대변의 배설에 장애가 생겼을 때, 복벽을 통해 변을 체외로 배설하기 위해 수술로 만든 구멍이다. 장루는 병이 아니고 배변통로를 바꾸는 것이다. 장루의 특성은 항상 촉촉하고 색깔은 붉고 모양은 동그랗고 수술 후 6~8주가 되면 거의 일정한 모양과 크기를 가지게 된다.

■ 장루가 하는 일은 무엇인가

장루가 만들어진 후 대장에는 두 가지 변화가 있다.

1) 장루 원위부는 제거되거나 또는 장역할을 하지 못하므로 항문은 더 이상 변의 배출구가 아니고 2) 직장의 고유기능인 변저장이 안 된다.

장루가 어느 부위에 있는가에 따라 대변의 농도와 횟수가 다르다. 장루는 위치에 상관없이 변의는 없게 된다.

- 장루가 횡행결장 부위에 있을 때 결장이 짧아 수분 흡수시간이 적어 배변횟수 증가 및 연한 유동식 대변이 된다.
- 장루가 구불결장 부위에 있으면 변이 더 오래 장에 머물므로 하루 3~4번의 정상적 고형성 변이 된다.
- 장루가 회장말단에 있으면 내용물이 소장액이므로 물변같이 계속 배출되고 소화효소가 많이 포함되어 피부자극이 심하다.

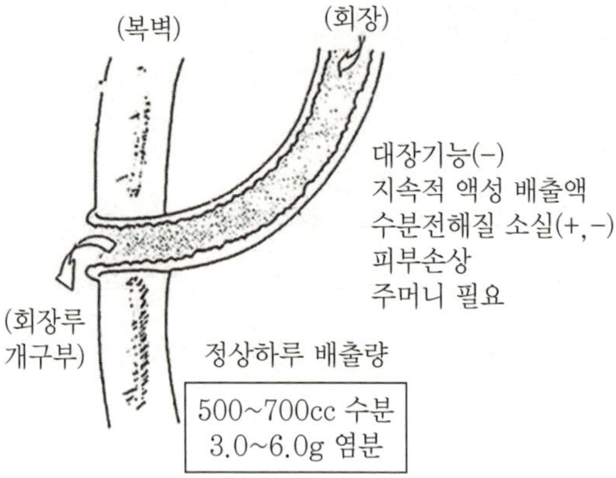

[회장루 측면그림]

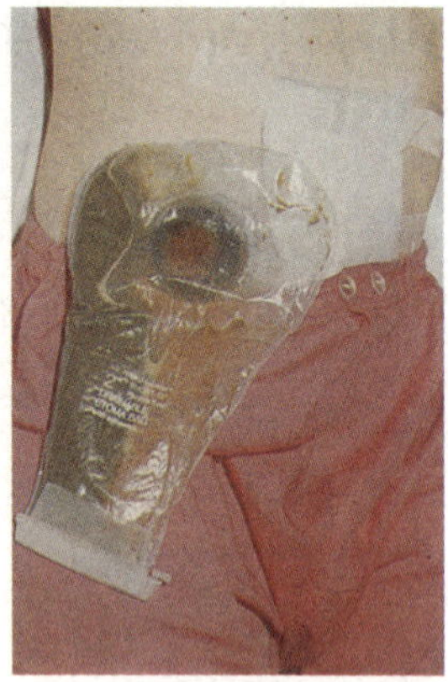

[회장루낭에 소장액이 차 있음, 누운 자세]

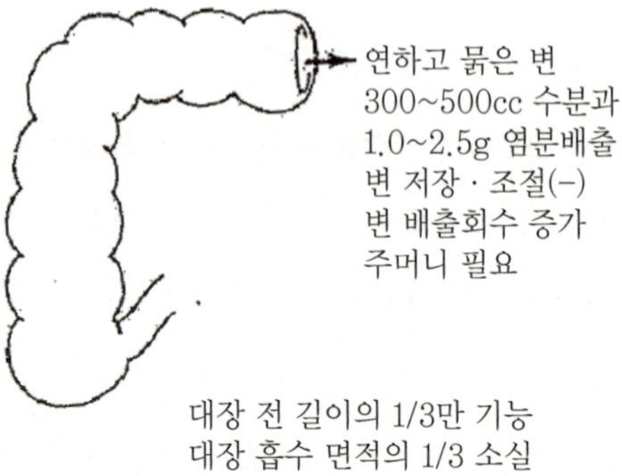

[횡행결장루]

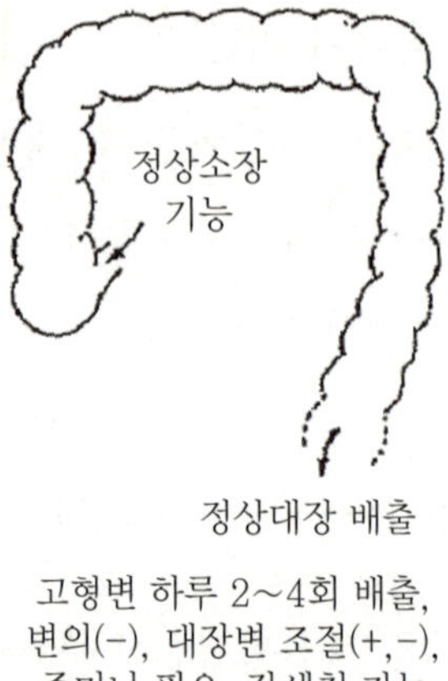

[S자결장루]

■ 장루를 가지고 살아가는 것은 어떠한가

암 진단에 장루까지 생각한다면 매우 힘들다. 장루에 의지해 사는 것은 생의 큰 변화로서 처음 장루를 가져야 한다는 사실에 근심, 두려움과 수치를 느껴 주저하거나 수술조차 거부할 수도 있다. 그러나 장루의 필요성을 의사와 장루전담간호사 또는 장루를 하고 있는 사람들로부터 들은 후 처음의 쇼크나 감정이 가라앉게 되면 마음을 바꾸어 장루수술 받기를 택한다. 만약 장루수술을 거부한다면 장폐쇄증이나 주위장기에 암이 퍼짐으로 인해 고통에 시달리고 죽음을 재촉하는 것이다. 대장암의 60% 이상이 수술 후 생존할 수 있고 장루는 신체나 생활에 약간의 변화를 주지만 생존의 기회를 준다.

장루에 의한 신체변화와 장루관리에 대한 정신적 신체적 적응은 서서히 이루어지므로 의사나 장루 전담간호사로부터 직접 배우고 경험하고 다른 장루보유자로부터 듣고 또 장루교육과 장루지원단체에 가입하여 배우므로 점차 잘 적응이 된다. 장루수술 후 낙담할 때도 있고, 불편감과 혐오감을 느끼고 주위사람을 거절하면서 혼자 격리된 것 같은 기분을 느낄 수 있지만 점차 다른 사람에게 이야기 하면 감정이 차츰 나아질 수 있고, 사회적 활동도 제한되는 것이 극히 일부이므로 적극적으로 참여 하는 것이 좋다.

※ 인공항문 보유자는 현재 거의 정상인과 같은 삶을 영위할 수 있다.

■ 장루관리는 어떻게 하나

장루관리를 배우는 것은 처음에는 힘들지만 자주 시행하고 시간이 지나게 되면 자연스럽게 할 수 있다. 장루 종류가 다르므로 관리에도 약간의 차이가 있고, 의사와 장루전담간호사와 의논하여 각자에 맞고 편하고 좋은 방법을 택한다.

1. 장루에서 나오는 변을 일시적으로 저장하는 플라스틱 장루주머니와 대변으로부터 피부를 보호하면서 피부에 부착시키는 피부보호판이 필수적이다. 주머니에는 피부보호판과 주머니가 붙어

있는 원피스형 주머니, 피부보호판과 주머니가 분리되는 투피스형 주머니 두 가지가 있다. 그 외에 피부보호연고나 피부보호파우더, 장루벨트, 복대 등이 필요하다. 특히 S자결장루는 거의 정상대변이고 하루 3~4회 변이 배출되므로 경험상 조절이 될 수 있어 시간에 맞게 주머니를 부착시킬 수도 있다.

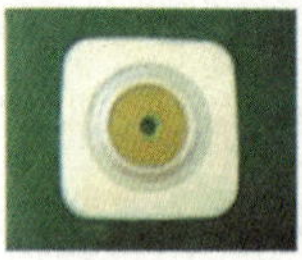
(피부보호판)

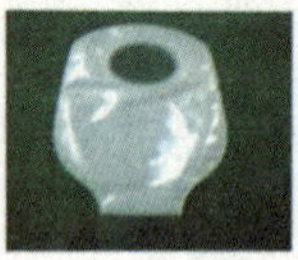
(투피스형주머니)

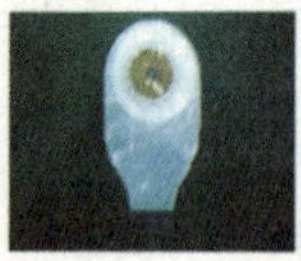
(원피스형주머니)

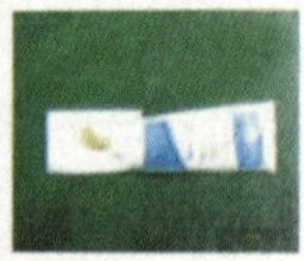
(피부보호연고)

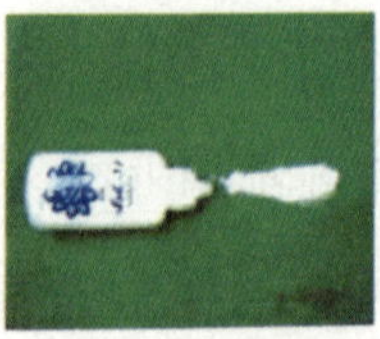
(피부보호파우더)

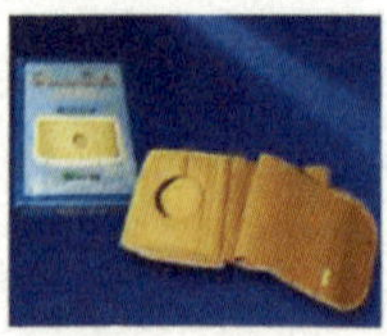
(장루복대)

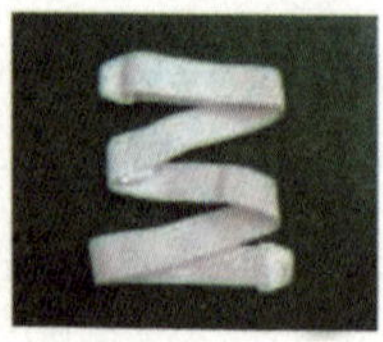
(장루벨트)

[장루관리제품]

2. 장루 크기보다 2~3mm 넓게 피부보호판에 구멍을 내어 장루가 나오도록 한 후 피부에 밀착되게 누른다.
3. 주머니를 피부보호판에 끼운다.

■ 장루피부보호판과 장루주머니의 교환은 언제 하나

피부보호판은 결장루에는 7일, 회장루에는 5일에 교환하고 장루주머니는 변의 양의 정도에 따라 투피스형은 2~3일에 한번 또는 피부보호판과 같은 시기에 교환한다. 시간적으로 식전이나 식후 2시간에 변이 나오지 않는 시간에 교환하는 것이 좋다.

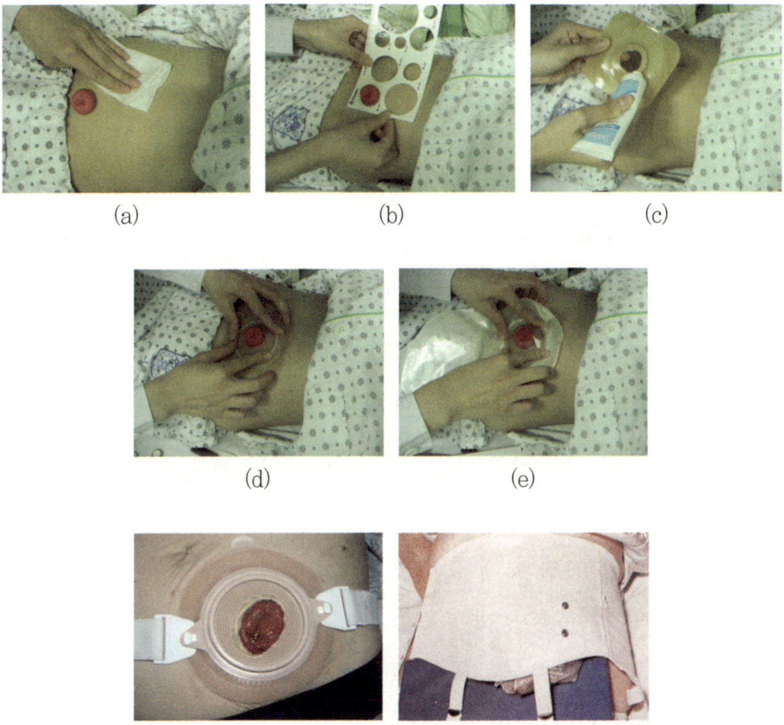

(a) (b) (c)

(d) (e)

(f) (g)

[장루제품 교환 순서]

(a) 장루주위 소독
(b) 장루기장 측정
(c) 피부보호접착제 바름
(d) 피부보호판 부착
(e) 주머니 착용
(f) 벨트 착용
(g) 복대 착용

■ 장루주머니는 언제 비우나

가스나 배설물이 주머니의 1/3~1/2 정도 찼을 때 클립을 열고 버린

후 다시 클립을 끼운다. 물로 깨끗이 씻어 세척하고 말리면 다시 사용이 가능하다. S자결장루는 하루 2~3번 비우고 회장루는 하루 5~8번 비운다.

■ 장세척은 어떻게 하나

S자결장루에 규칙적으로 장운동을 위해 변제거 세척을 할 수 있다. 수술 전의 변시간에 맞추어 2일에 한 번씩 장루개구부로 세척용 관장기구를 밀어 넣은 후 50cm 높이에서 관을 통해 미온의 1000cc 세척액을 5~10분 사이에 넣고 10분 정도 잠갔다가 풀면 수십분 내에 내용물이 배출된다. 장세척 후 1~2일간 변배출이 없어 불편감이 적고 바쁜 직장생활과 여행할 때 효과적이다. 단, 세척에 의한 복통이나 드물게 장천공이 있을 수 있다.

■ 장루환자의 식사는 어떠한가

처음에는 부드럽고 소화가 잘 되는 저잔류식으로 소량으로 하루 5~6회 자주 먹는 것으로 시작하나, 장루가 완전히 치유되고 정상기능을 하게 되면 보통 식사를 한다. 고섬유질 야채와 과일, 통곡류, 콩류, 열매씨앗, 유제품, 단 과자류, 고지방질 음식을 일시적으로 제한하는 것이 좋다. 음식의 종류에 따라 변비와 설사에 영향이 있을 수 있고, 가스와 냄새도 어느 정도 관계가 있으므로 음식섭취에 어느 정도 선택이 필요하다. 보통 수술 후 6개월 이내에 정상적으로 되는데, 장루환자에게 오랫동안 특별하게 좋거나 제한하거나 금지해야 할 음식은 없다. 어떤 음식이 맞는지는 경험으로 발견해야 한다. 요구르트,

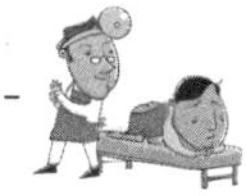

블루베리, 바나나, 사과쥬스, 흰 쌀밥, 버터, 우유, 흰 빵 등은 변을 크게 하고 냄새를 적게 해서 유익하다.

화장루는 S결장루와 다르게 액성내용물이 지속적으로 배출되므로 수분과 염분의 섭취가 필요하고 음식물도 선택적 섭취를 하여 설사나 배설장애가 없도록 해야 한다.

- 냄새유발 음식 : 술, 양배추, 계란, 마늘, 양파, 아스파라거스 등
- 가스유발 음식 : 콩, 맥주, 탄산음료, 치즈, 씹는 껌, 양배추, 오이, 양파 등
- 설사유발 음식 : 술, 맥주, 커피, 과일, 야채, 매운 음식, 자두, 차가운 우유 등
- 변비유발 음식 : 치즈, 초콜릿, 계란, 감, 인절미, 저섬유질 음식 등

■ 장루수술의 합병증에는 어떤 것이 있나

장루수술 후 조기 또는 후기에 장루자체나 주위복벽에 여러가지 합병증이 생길 수 있다. 특히 입원기간 중 장루기능 유무, 점막에나 장루내의 출혈, 점막의 변색부터 괴사까지의 변화, 복막염 등에 대한 조기 관찰이 필요하다.

- 피부손상 : 피부와 피부보호판과의 잦은 부착과 분리에 의한 접촉손상. 부적절한 부착 등에 의한 것과 장 내용물의 피부자극에 의한다. 특히 회장루의 소화액이 피부 손상을 심하게 일으켜 따가운 통증이 심할 수 있고 치유에 시간이 걸린다. 손상 정도는 붉고 가려운 곳부터 피부 층의 일부 탈락도 있으므로 미리 적절한 치료를

하는 것이 좋다. 손상피부에 연고, 파우더, 필름 등으로 치료 및 예방을 하고, 심하면 의사나 간호사에게 상담해야 한다. 가장 흔한 합병증이다.

- 장루출혈 : 장루점막은 감각신경섬유가 없어 눌러도 통증은 없으나 미세혈관이 풍부하고 약하므로 마찰에 출혈이 있을 수 있다. 일시적이므로 거즈로 살짝 누르면 곧 지혈이 된다. 때로는 간경화증이나 혈액응고에 장애가 있으면 출혈이 지속될 수 있으므로 의사에게 진찰이 필요하다.

- 장루사마귀 : 장루 점막과 피부의 경계면에 콩알같은 작은 도돌도돌한 것이 생기는 것으로 피부가 장기간 자극되거나 장루수술에 사용된 봉합사에 염증이 생겨 굳게 된 것이다. 약간의 통증이나 불편감이 있으므로 질산은 용액을 발라주거나 기구로 제거한다.

- 장루괴사 : 장루수술 후 며칠 사이에 장루 점막이 검붉다가 검게 되는 것으로 장루의 혈관장애로 썩게 되는 현상이다. 반드시 의사에게 보여야 하며 재수술이 필요하다.

- 장루함몰 : 장루가 피부면보다 아래로 말려 들어가는 것으로, 장루 수술시 장을 충분히 올리지 않고 장루를 만들면 긴장으로 하부로 댕겨 내려갈 수 있고, 장루와 복벽사이에 봉합이 잘 안 되었을 경우에도 생긴다. 장루 괴사 후에도 생길 수 있다. 정도가 약해 장루 기능이 잘되면 관찰해 볼 수도 있으나 심하면 재수술이 필요할 수도 있다.

- 장루주위 탈장 : 장루수술 후 수개월 또는 수년 지난 후 장루 주

위의 피부가 둥글게 또는 왼쪽 부위로 불룩하게 올라오는 것으로 약한 복벽이나 기술적 문제로 장루와 복벽 사이에 틈이 생겨 복강내 압력으로 점차 틈이 커지면서 장이 빠져 들어가게 된다. 일단 생기면 더 진행이 되지 않도록 하기 위해 과도한 체중이 안 되도록, 복강내 압력증가가 안 되도록 하고, 복대를 착용하는 것이 좋고, 장루관리가 힘들거나 외관상 장애정도가 심하면 수술을 시행한다.

- 장루탈출 : 장루가 복부 밖으로 보통 5~10cm 정도 빠져 나오는 것으로 복벽이 약하거나 복압이 상승되었거나, 장운동이 활발한 경우에 생긴다. 작은 탈출에는 변배출이 지장이 없으면 복대압박과 안정으로 관찰하나, 큰 탈출에는 변배출 장애가 있거나 장루관리가 힘들 경우 수술을 시행한다.

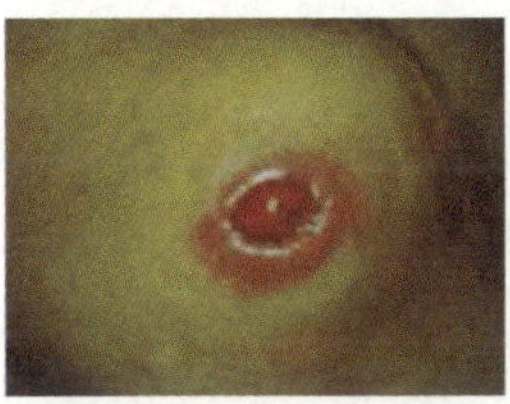
장루주위 피부염

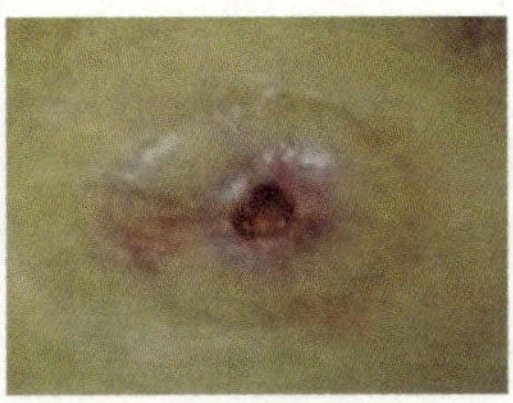
장루함몰

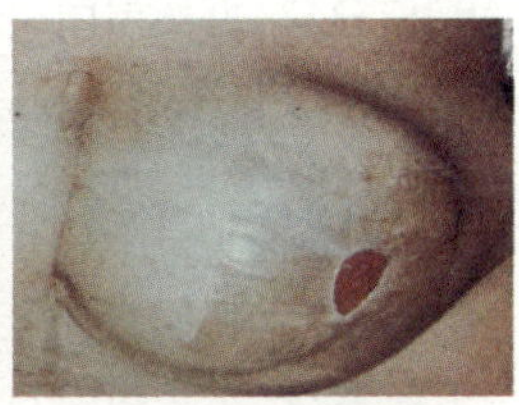
장루주위 탈장

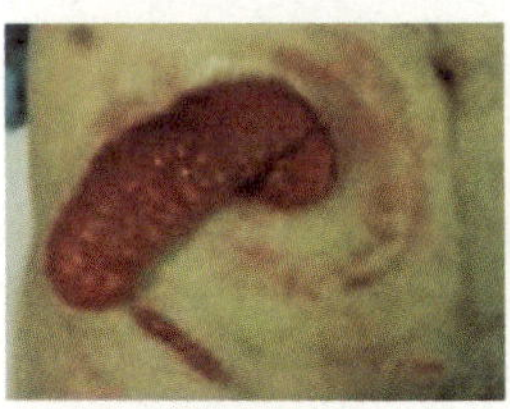
장루탈장

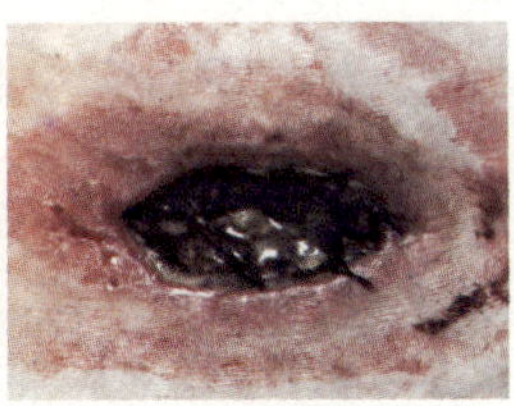
장루괴사

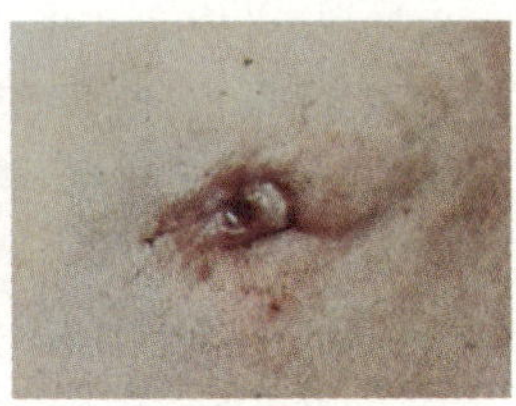
장루협착증

[인공항문 합병증]

- 장루협착 : 장루의 입구가 점차 좁아져 손가락 넣기도 힘들 정도로 되어 변이 가늘게 겨우 나오는 양상이다. 젤을 바른 손가락으로 주기적으로 확장을 시도하나 결국 수술이 필요하게 된다.

■ 장루의 특성은 무엇인가

- 장루에서 냄새가 많다

변이 피부보호판으로 스며들 경우나 냄새를 유발하는 음식을 많이 먹을 때에 발생하며, 피부보호판이 잘 부착되도록 하고 냄새를 유발하는 음식을 적게 먹는다.

- 가스가 너무 많이 나와 주머니가 자주 부푼다.

대부분의 장내 가스는 입으로 들어간 공기이므로 공기 흡입이 안 되도록 하고 가스형성 음식을 적게 먹는다. 가스필터가 달린 제품이 효과적이다.

- 목욕은 가능하다.

피부부착판을 제거하고 샤워해도 물이 장루개구부로 들어가지 않는다. 목욕탕 속은 기구를 부착하고 들어가야 한다.

- 운동은 가능하다.

너무 과격하거나 복압을 상승시키거나 신체접촉이 심하거나 무거운 것을 들어 올리는 운동을 제외하면 모든 운동이 가능하다. 수영이나 골프에는 작은 주머니가 필요하다.

- 장시간 외출 또는 여행은 가능하다.

거의 제한이 없으나 비상용 장루용품소지가 필요하고 낯선 곳의 화장실 위치를 미리 확인한다. 미리 장세척을 해놓는 것이 좋고

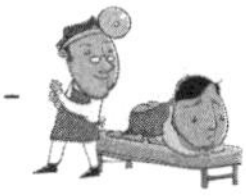

물에 의한 설사를 조심한다.

■ 직장생활과 사회생활은 할 수 있다.

주위 사람이 냄새나 자세로 다 알 것 같고 표시가 나지 않을까 두려워하지 말고 너무 신경쓰지 말라. 수술 전의 활동은 너무 과격한 일이 아니면 다 할 수 있고 정신적 두려움을 이겨내는 것이 중요하다. 좀 힘든 일은 맞춤형 코르셋을 차고 하면 좋다.

■ 성생활은 가능하다

급작스런 신체변화에 의해서 성생활에 대해 조바심을 일으킬 수 있으나, 부부가 서로 협조하면 지장이 없다. 장루가 눈에 띄지 않게 작게 가린다든지, 자세를 변경하여 만족한 성생활을 할 수 있고 임신도 가능하다.

■ 밤의 장루 관리

취침 전에 장루를 미리 비우고 취침 2~3시간 전에 간식을 먹지 않는다. 피부보호판과 주머니의 결합이 잘 되었는지 확인하면 주머니가 용량으로 터지는 일은 없다.

■ 안전벨트 매기

장루의 위치를 피해 매는 것이 좋다. 조그만 쿠션을 벨트와 배 사이에 놓고 벨트를 매기도 한다.

■ 장루에서 설사나 변비가 발생한 경우

설사는 대장암치료 후 흔히 오는 원인으로 생길 수 있다. 특히 염증이나 부분 장폐색증 또는 항생제 과용 등으로 인해서 생길 때는 단기간 약물치료나 특별한 치료가 필요하다. 변비도 암 치료 후 흔히 오는 원인으로 생길 수 있는데, 장폐색증이 있을 경우는 적극적 치료가 필요하다.

■ 외출 중 장루 배출조절

- 주머니가 차서 배설이 필요한지 수시로 점검해야 한다. 항상 외출 전에 배설시켜 놓는다.
- 주머니에서 소리 나는 배출액을 감싸기 위해 손을 개구부에 꼭 누른다.
- 주머니가 가스로 부풀거나 음식 먹은 후 곧 주머니가 차면 자연스럽게 조용히 화장실로 간다.

■ 항문이 남아 있을 경우 콧물같은 분비물이 나온다.

정상적으로 직장 점막에서 분비되는 점액이 항문을 통해 수시로 배설된다.

■ 항문이 없는데도 배변감을 회음부에 느낀다.

이것은 "환상 직장"이라는 현상으로, 직장항문 주위의 근육과 신경이 남아있기 때문에 장운동에 자극되어 생기는 것이다.

※ 장루보유자가 장루 관리를 잘 한다면 환자가 장루에 대해 말하지 않으면 아무도 장루 보유 사실을 모른다.

◎ 장루의 장애진단

■ 급수는 : 5급에서 2급까지 해당된다.

- 하행결장루 또는 S자결장루 : 5급
- 회장루, 횡행결장루 : 4급

- 하행결장루 또는 S자결장루에 배뇨장애, 장루합병증 동반 : 4급
- 장루에 요루 또는 심한 배뇨장애, 장루와 요루에 장루합병증 동반 : 3급
- 요루와 회장루, 횡행결장루에 장루합병증 동반 : 2급
- 고도의 배뇨 장애와 회장루, 횡행결장루에 심한 피부손상 : 2급

▪ 장루의 장애 진단을 신청하는 방법

환자본인 신분증, 증명사진 2장을 가지고 해당 읍/면/동사무소를 방문하여 장애진단서 의뢰서를 발급 받는다. 장애진단 의료기관을 방문하여 외과전문의로부터 장애진단 및 등급판정을 받는다. 외과전문의는 수술기록지, 병리소견서, 진단서, 진료기록에 의거하여 등급을 판정을 하게 된다. 발급된 장애진단서를 해당 읍/면/동사무소에 제출하면 장애인등록증이 교부된다.

▪ 장애진단 재판정 시기는 언제인가

장루조성술 후 1년이 지난 시점에서 장애진단이 가능하다.
등록 후 매 2년마다 재판정을 받게 된다.

▪ 장루보장구 의료보험 적용기준은

1주일 기준 : 투피스 형 1주에 판 2개, 주머니 2개 공급
원피스 형 1주에 3개 공급

▪ 장루물품 처방기준은

입원 시에는 1주일 분
퇴원 후에는 외래에서 2개월 분

제8장
대장암치료에 대한 삶의 자세와 유지

◦ 대장암 극복은 어떻게 하나

◦ 배우자는 대장암 환자를 어떻게 도울까

◦ 치료동안 삶의 질 유지는 어떻게 하나

제 8 장

대장암치료에 대한 삶의 자세와 유지

대장암 극복은 어떻게 하나

◎ 처음 진단을 들었을 때

대장암의 진단 직후의 시간은 대단히 어려울 수 있다. 처음에는 많은 사람들이 진실인지 믿을 수가 없다. 그러나 점차 진단을 받아들이게 된다.

많은 사람들은 처음에 가졌던 어렵고 불안한 감정이 진단 후 몇 주 내지 몇 개월 내 진정되기 시작하는 것을 알게 된다. 한번 암 진단을 받아들이게 되면 많은 환자들이 스스로 다음과 같은 질문을 자신에게 물어 볼 것이다.

- 나에게 무슨 일이 일어날 것인가

- 나는 죽게 될 것인가
- 나의 가족에 어떤 영향을 미치는가
- 나는 지금 무엇을 해야하나
- 나는 내가 필요한 도움과 치료를 어떻게 얻나
- 나의 일은 어떻게 될 것인가

어떤 대장암 환자들은 암 진단을 들은 후 그들이 경험한 어려운 감정을 관리하는데 도움이 되는 활동을 발견한다.

- 암 치료에 편안하게 느낄 수 있는 의사를 찾아라. 의사와 더 편안할수록 덜 불안하게 느낄 것이다.
- 의사와 치료계획을 수립하는데 동참하라. 계획을 갖는 것은 환자가 자신의 생에 대한 통제감을 얻는 것과 더 안정감을 느끼는데 도움을 준다.
- 될수록 많은 정상 활동을 하도록 애쓰라. 환자가 평상시 하는 일을 하는 것은 자기 삶에 대장암이 미치는 모든 새로운 상황에 맞서면서 자기가 더 "정상"이라고 느끼는 데 도움을 준다.

어떤 때는 환자를 더욱 어렵게 만들 수 있는 상황도 있다. 환자주위에 가까운 친척이나 친구가 없거나, 힘든 일과 돈 문제, 최근의 결혼이나 이혼문제 또는 가족 일원이나 친구의 최근의 사망은 대장암 진단을 이겨내는 환자의 능력을 억압하고 처리하여야 할 새로운 어려움에 더 빠지도록 만들 수 있다. 만약 환자가 최근에 이런 상황을 처리하는데 어려움을 느낀다면 의사나 간호사에 상담하면 그들은 환자에게 도움을 줄 수 있는 다른 사람이나 지원을 제안할 수도 있다.

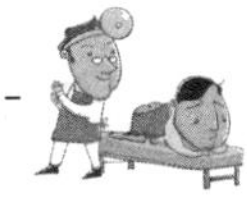

◎ 진단을 받아들인 후

환자에게 어떤 새로운 상황은 항상 고민을 유발하지만, 환자는 자신의 건강과 자신이 사랑하는 사람과 일에 관심을 집중하기 위하여 이런 상황을 처리할 방법을 아는 것이 중요하다.

몇 주 또는 몇 개월 내 환자는 자신이 대장암을 가졌다는 사실에 순응하고 있는 것을 발견 할 것이다. 암의 진단을 포함하여 긴장을 유발하는 새로운 상황에 순응하는데 사용하는 방법을 대처기술 또는 책략이라 부른다. 환자는 대장암의 또 다른 국면을 지날 때마다 일련의 새로운 소식이나 긴장적 상황을 맞이하게 된다. 예를 들면, 암을 가진 것에 순응을 시작했을 때 곧 큰 수술을 받는 것에 직면하게 된다. 만약 환자가 수술 시행 후 새로운 흉터와 인공항문에 적응하고 있을 때 환자는 항암화학요법이나 방사선요법 또는 양측을 치료받아야할 또 다른 새로운 경우에 처한 자신을 발견하게 될 것이다.

환자의 개성이 다른 사람과 다른 것과 같이 환자의 대처기술도 마찬가지로서 상황에 따라 다른 대처기술을 사용하게 된다. 대장암으로 인한 긴장을 어떻게 대처하는가는 중요하다. 예를 들면 감정적 혼란의 지속적 상태가 되면 정신적 육체적 양측으로 환자의 힘을 소모해 버린다. 환자가 암 치료를 받는다면 환자는 자신이나 환자가 사랑하는 사람들의 요구 그리고 자신과 관계된 어떤 일들을 처리할 체력과 활동력이 필요하다.

대장암이나 다른 암을 가진 사람들의 경험으로부터 우리는 암 진단의 긴장과 염려를 감소시키는데 크게 도움이 될 수 있는 몇 가지 대처기술을 확인할 수 있다. 대장암을 가진 환자의 삶에 이 대처기술을 어떻게 이용할 것인지에 대해 다음에 기술되어 있다.

○ 긍정적 사고와 태도를 가지는 것

때로는 환자에게 일어나는 모든 일에 긍정적으로 되는 것이 불가능하게 보인다. 그러나 대장암을 가지고 살아가는 많은 사람들은 긍정적 태도를 유지하는 것이 그들이 직면하는 많은 긴장을 완화시키는데 대단히 도움을 준다는 것을 알게 된다. 환자를 행복하게 만드는 일과 좋은 사람에 대해 초점을 두는 것은 환자의 근심 일부를 완화시키고 환자가 겪고 있는 난관에 대한 생각을 중단하게 하고, 또한 환자가 대장암을 가졌다는 사실보다 중요한 일이 주위에 많다는 것을 생각하도록 한다.

환자는 긍정적 태도를 창조하고 실행하기 위해 다음의 방법을 시도해 볼 수 있다.

- 항암화학요법이나 방사선치료로 병원에 갈 때 가족의 사진을 가져간다. 사진을 치료받는 다른 사람이나 간호사에게 보여주는 것은 환자가 자기 생에 얼마나 많이 주변의 사람들을 사랑하였는가, 얼마나 많이 그들이 환자를 사랑하는가를 나타내는 강한 표시가 될 수 있다.
- 침대 옆에 메모장을 두라. 밤에 자기 전에 다음 날 기대하는 일들을 적어라. 아침에 일어났을 때 그날 생활의 좋은 일의 신호로서 메모지를 보라.
- 환자에게 특별한 기억을 가진 장소를 방문해라. 특별한 기억은 긴장스러운 경우에 대단히 위안이 될 수 있다.
- 좋아하는 책을 다시 읽어라. 좋아하는 영화를 빌려보라. 좋아하는 음악을 들어라. 이런 활동은 환자의 마음을 하루하루 긴장으

로부터 멀리할 수 있고 아직도 환자의 삶에 많은 즐거움이 있다는 것을 생각하는데 도움을 준다.

○ 환자가 치료와 처치에 적극적이 되는 것

자신의 치료와 처치에 활발하게 참여하는 환자는 그렇지 않은 환자보다 대장암으로 인한 삶의 긴장을 더 잘 이겨낼 수 있다. 여러가지 적극적 참여로 환자 자신의 치료에 한 부분이 되는 것은 사태의 조절을 잘하게 하고 희망 없는 것같은 감정을 사라지게 하는데 도움이 된다.

활발한 역할을 하는 몇 가지 방법은

- 치료결정을 하는데 의사가 환자의 개입 없이 결정하도록 내버려두는 것보다 의사와 같이 결정한다.
- 자신의 치료에 대해 더 많은 지식을 얻으면 무엇을 기대하는가를 알게 되고 자신이 선택을 할 수 있다.
- 고통을 주는 증상이나 부작용에 대하여 의사나 간호사가 환자를 도와주려고 애쓸 때 같이 힘쓴다. 어떤 것이 도움이 되고 안 된다는 것을 알게 될 때 환자는 숙련가가 된다.

○ 다른 사람에 대한 집중

대장암을 가졌을 때 환자자신의 건강과 정신 상태에 집중하는 것이 진정 필요하지만, 많은 환자들은 다른 사람에 대해 생각하는 것이 자주 그들의 긴장을 완화한다는 것을 알게 된다.

다른 사람을 도우는 것이 암과 투쟁하는 동안 감정적으로 회복할 수 있는 가장 좋은 방법의 하나이다.

환자는 중한 병을 진단받는 과정을 통하여

– 환자 자신의 삶을 재조명하게 되고

– 주위의 많은 사람들이 환자에게 얼마나 가치가 있는가를 생각하게 되고, 주위사람과 더 가까워지게 되고

– 자기 힘의 일부를 다른 사람에 집중하는데 사용하기를 원하게 된다.

이런 집중은 환자가 사랑하는 주변의 사람들을 얼마나 생각하는가를 깨닫게 하고, 그들도 대장암을 가진 환자의 어려움을 이겨내는데 도움이 되려고 한다.

다른 사람에게 집중하는 방법에 대한 몇 가지 예를 든다면,

– 새로 대장암으로 진단된 다른 사람들에게 "숙련자"로서 지원단체에 참석하여 환자의 경험을 같이 나눈다.

– 만약 환자의 체력이 약하다면 집에서 할 수 있는 자발적 일을 한다.

– 가족이나 또는 친구들에게 '요사이 별 일 없는가' 라고 단순히 묻는 것은 서로에게 큰 위안이 될 수 있다.

○ 유머(익살감)를 가지는 것

대장암을 가지고 살고 있는 사람들은 그들의 유머를 유지하는 것이 그들의 암 투병동안 어려운 순간을 지나가는데 도움이 된다는 것을 알게 된다.

다른 사람들이 유머를 갖는데 도움이 된다고 말하는 것들 중에서 환자도 해보아야 할 것은

- 좋아하고 재미있는 텔레비전 쇼나 영화를 보는 것
- 동물원에 가서 동물들이 하는 재미있는 행동을 보거나 환자의 귀여운 애완용동물의 재롱을 보는 것
- 어린이와 이야기하고 듣는 것
- 재미있거나 어리석은 경험에 대해 친구나 가족과 이야기하는 것 등이 있다.

○ 암으로부터 휴식을 취함

암을 다루는 것은 흔히 일상의 전부이다. 많은 어려운 결정을 해야 하고, 어떻게 병을 관리하는가에 대해 신경 쓰는 것이 힘든 경우가 있다. 늘 암을 생각하는 것은 대단히 피곤하고, 아프고 어려운 감정을 많이 일으킨다. 억지로라도 환자 자신이 다른 일을 생각하고 잠시 환자의 마음에서 암을 떠나게 하는 것은 긴장을 풀게 해준다.

다른 사람들이 암으로부터 휴식을 취하기 위해서 좋은 방법이라고 발견했고 환자도 한번 시험해 봐야 할 일들은

- 어떤 것을 창조하라

창조는 많은 형식을 취할 수 있다. 스웨터 짜기, 새 집 짓기, 가구 일부를 다시 마무리하기, 그림 그리기, 페인팅 하기, 시를 쓰거나 친구에게 편지하기, 씨앗 심기, 사진찍기 등 항목은 끝이 없다. 환자가 하고 싶은 것을 하라.

– 놀이

우리는 특히 우리 마음에 많은 중한 일이 있을 때 노는 것을 잊어버린다. 그러나 놀이는 암으로부터 휴식을 취할 수 있는 좋은 방법이 될 수 있다. 화투, 카드놀이, 장기, 바둑판, 보드게임을 즐겁게 해 볼 수 있을 것이다. 한 단계 올리면 골프연습장에 가서 한바켓 공을 치거나 어린이와 야구, 축구를 하거나, 춤을 어떻게 음율에 맞추어 추는가를 연습해 볼 수도 있다. 환자가 즐거운 시간을 가지는 한 어떻게 노는냐는 중요하지 않다.

○ 주위사람에게 노출시킴

환자의 가장 아프거나 어려운 생각과 감정을 주변사람에게 표현하는 것은 어려움을 처리하는데 도움이 되는 가장 좋은 방법 중 하나이다. 환자의 생각과 감정을 다른 사람들과 공유함으로써, 환자는 암에 대해 위축되지 않을 수 있다. 이것은 우리 대부분이 남에게 해를 입히거나 또는 부담 주는 것을 원하지 않기 때문에 대단히 어렵다. 그러나 대부분의 다른 사람들은 듣기를 좋아하고, 환자가 그들과 대단히 중요한 어떤 것을 공유했기 때문에 특별하게 느낄 수도 있다. 환자가 자기의 생각과 감정을 표현할 때, 어느 하나의 방법이 다른 것보다 반드시 더 좋지는 않으므로 본인에게 가장 편안한 방법으로 하라.

대장암을 가진 환자가 다른 사람들에게 생각과 감정을 표현하기 위한 방법은 다음과 같다.

- 사랑하는 사람과 이야기하라.

환자의 가족과 친구들에게 환자가 대장암으로 인한 삶의 어려움을 이야기함으로써 큰 도움과 위안을 받을 수 있다. 가족과 친구와 연락하는 것은 환자를 도울 뿐 아니라 환자가 필요한 것과 그들이 환자를 가장 잘 도울 수 있는 방법을 이해하는데 또한 도움이 된다. 환자가 때로는 대장암과의 투쟁에서 희망 없이 느껴지는 것과 같이, 환자를 사랑하는 사람들은 환자를 위해 어떤 일을 하기를 원하지만 환자가 무엇을 필요로 하는지를 잘 모르기 때문에 때로는 같이 희망을 잃는다. 따라서 개방되고 솔직한 전달은 환자의 모든 것을 주위 사람들이 더 잘 느끼게 만든다.

- 지원단체에 참가하라

대장암 환자를 위한 지원단체가 있다. 대개의 단체에는 조직을 이끌어가는 대표가 있다. 지원단체의 주안점은 환자가 생각, 감정 및 경험을 나눌 수 있는 장소를 제공하는 것이다. 때로는 환자가 가족과 친구들을 당황하게 하기를 원하지 않기 때문에 암 진단에 대해 이야기 하는 것이 힘들 수도 있다. 지원단체는 환자가 사람들에게 이야기할 수 있는 장소를 제공한다. 또한 회원들이 인터넷에서 e-메일을 사용하여 서로 연락하거나 정보를 교환하는 지원단체도 있다. 이런 단체는 보통 지도자가 없으나 우정, 안정 및 후원의 진정한 지원이 될 수 있다.

- 믿을만한 사람을 찾아라

환자의 생각이나 감정의 일부는 너무 사적인 것이어서 다른 사람에게 표현하는데 편안하게 느낄 수 없다. 환자는 생각과 감정에 대해 사랑하는 사람들에게 이야기하는 것이 그들을 너무 힘들게 만든다고 걱정할 것이다. 만약 이럴 경우 성직자, 상담자 또는 치료사, 사회봉사자 또는 환자가 믿는 사람에게 이야기 하는 것이 환자에게 도움이 될 수 있다.

- 환자자신에게 이야기해 보라

  많은 사람들은 대단히 개인적이어서 다른 사람과 생각과 감정을 공유하는 것이 쉽게 되지 않는다. 비록 환자의 생각과 감정의 일부를 다른 사람에게 전달하는 것이 중요하지만, 어떤 것은 다른 사람과 이야기하기에는 너무 개인적이어서 할 수 없다. 만약 이렇다면 환자의 생각과 감정을 종이에 적어 놓는 것이 표현에 도움이 된다. 쓰는 일은 환자의 생각을 정리하고 앞으로의 계획을 세우는데 도움이 된다.

방금 기록된 대처기술은 대장암으로 인한 삶의 긴장을 감소시키는데 도움이 될 것이다. 그러나, 거기에는 환자가 스스로 문제를 해결하기보다 오히려 더 문제를 야기할 수 있는 대처기술도 있는데, 이런 것이 꼭 나쁜 것은 아니다. 사실 우리 모두는 다음과 같은 것을 매일 어느 정도 사용하고 있다.

○ 격리 (혼자 있기)

많은 사람은 당황하거나 걱정이 될 때 혼자 있기를 좋아한다. 그것은 우리가 행동하는 방식에 대해 다른 사람들이 어떻게 생각할까에 대해 걱정하지 않으면서 생각할 기회와 시간을 준다. 이것은 정상적인 반응이다. 환자는 당장 혼자 처리해야 할 것이 많다.

혼자 시간을 가져라. 그러나 환자를 사랑하는 사람에게 돌아가는 것이 중요하다는 것을 기억하고 생각과 감정을 환자가 할 수 있는 한 그들과 많이 공유하라. 지금은 다른 사람이 환자에게 주어야 할 사랑을 필요로 할 때이다. 잊지 말라. 또한 그들도 역시 환자가 필요하다.

○ 비관적이 됨

암을 가진 누구나 때로는 자신에게 "왜 나인가"하고 묻는다. 환자는 특히 신체적으로 나쁘다고 느꼈을 때, 환자의 기분이 자기에게 좋은 것이 남아 있다고 믿을 수가 없다. 암을 가진 모든 사람은 이런 생각과 감정을 가질 수 있는데, 이것은 대단히 어려운 상황에서는 정상반응이다.

만약 환자가 대부분 시간에 이런 생각과 감정을 가졌다면 삶은 대단히 어렵게 된다. 만약 환자가 이런 생각을 머리 밖으로 떨쳐 버리기가 힘들다면 그것에 대해 의사나 간호사에게 이야기하는 것이 중요하다. 만약 다른 사람이 환자가 애쓰고 있다는 사실을 안다면 상담을 통해 환자를 도울 많은 방법을 찾아 줄 것이다.

대장암과 대처하는 것은 엄청난 일이다. 생각, 감정, 근심이 좋아졌다가, 나빠졌다가 매일 바뀐다. 이런 긴장을 조절할 옳고 그른 방법은 없고, 환자 자신이 압도되지 않는 범위에서 무엇이 자신에게 가장 잘 맞는가에 달려있다. 이에 대한 대처는 암이 환자의 전체 삶이 되지 않도록하고 대장암과 더불어 사는 환자 스스로의 길을 찾는 것이다. 도움을 청하기를 두려워하지 말라.

※ 암은 롤러코스터 타는 기분이다. 어떤날은 좋고 어떤날은 안 좋다.

◎ 진단의 공유

다른 사람에게 진단을 숨기는 것이 자신을 더 격리하고 혼자 된 것 같이 느끼도록 하므로, 자기 상황을 알리는 것이 사랑, 이해, 지원을 얻기 위한 문을 열 수 있다. 환자의 진단에 대해 누구에게 말할 것인가, 그들에게 언제 어떻게 무엇을 말하는가는 또 다른 힘든 결정이고, 이는 순전히 환자에게 달려있다. 거기에는 옳고 그른 결정이 없고 단지 환자에게 가장 편안하다고 느끼는 것을 행한다.

그러나 환자가 결정할 때 아래 사항을 고려하는 것이 좋다.

- 대장암 진단은 수치스럽거나 난처한 일이 아니다.
- 환자의 진단을 다른 사람과 이야기하는 것은 혼자 처리해야 할 부담을 덜어준다.
- 주위 사람이 환자에게 무엇이 일어나고 어떻게 느끼는가를 알면 그들은 여러가지 방법으로 환자를 지원할 것이다.
- 다른 사람에게 말하는 과정은 상태의 진실을 받아들이는데 도움이 된다.

비록 환자가 진단에 대해 어떤 사람에게 말하기를 결정했더라도 실제로 앉아서 편안하게 하는 것은 어려울 수 있다. 그러나 그것을 하는데 옳고 그른 방법은 없다는 것을 기억하고 환자 자신의 판단대로 하라.

각 사람마다 이 놀라운 소식에 다르게 반응한다. 환자가 누구에게 자기 진단을 말했을 때 환자의 마음에 들지않거나 또는 환자를 걱정시키는 반응을 보일 수도 있다. 이 반응이 그 사람이 환자를 다치게 하려거나 거절하려는 의도는 아니라는 것을 아는 것이 중요하다. 가족이나 친구들은 대단히 놀라거나 환자를 잃을까 슬픔으로 압도된다. 사람들은 무슨 말을 해야 할지 모르고 나쁜 말을 하는 것이 두려워 아무 말도 안할 수도 있다. 만약 어떤 사람이 옳게 느끼지 않는 방법으로 반응한다면 환자는 그것에 대해 어떻게 느낀다고 설명하도록 하라. 이것은 그 사람이 환자에게 실제 어떻게 느끼는가를 말하는 기회를 준다. 환자가 고민에 대해 남에게 이야기 하는 것은 어색하고 불편해도 양측을 위해 이익이 된다.

○ 배우자에게 이야기하기

배우자는 암 진단에 대해 가장 먼저 이야기를 해야 할 사람이다.

만약 혼자 암 진단을 받았다면 배우자에게 이야기하는 것이 첫 과제이다. 가장 좋은 방법은 할 수 있는 대로 털어놓고 정직하게 전달하도록 애쓰는 것이다. 서로에게 새로운 감정이나 느낌에 대해 이야기하는 방법을 모르기 때문에 쉽지 않을 것이다. 배우자에게 소식을 쉽게 전달하기 위한 방법으로는

- 방해 없이 단 둘이 있을 때의 시간을 찾아라.
- 의논을 위한 개인적인 장소를 선택하라.

환자와 배우자가 오랫동안 함께 있어 왔지만, 이런 종류의 소식에 어떻게 반응할지 예측하는 것은 쉽지않다. 보통 하던 대로 반응 안 할 수도 있고, 환자가 배우자로부터 기대했던 방법이 아닐 수도 있다. 현재 서로가 필요하기 때문에 이것이 서로를 놀라게 하거나 걱정하게 하지 않도록 애쓰라.

○ 자식들에게 이야기하기

환자가 자식들에게 암 진단에 대해 이야기하는 것은 부모로서 당면하는 가장 힘든 일의 하나이다. 이야기하는 것은 빠르면 더 좋다. 처음부터 진실을 이야기하는 것이 더 좋은 결과를 이끌 수 있다. 자식들의 나이가 병을 이해하는데 큰 영향을 미친다.

- 성인 자식들 : 양친이 큰 병을 가졌다는 것을 듣게 되면 성인자식들에게 대단히 당황스럽고 큰 고통과 근심이 생기게 한다. 그러나 성인자식이 부양과 도움의 근천이 될 수 있다. 가능하면 개인적으로 이야기하는 것이 쉽고 그들을 안심시키는데 도움이 되고 위안을 줄 수 있다. 자식이 몇 명이 되면 동시에 이야기하는 것이 편하고, 자식들이 서로 의논을 할 수 있다.

- 어린 자식들 :
  - 어린이들은 잘못된 것을 잘 눈치 채고 무엇이 일어나는지 모르면 더 걱정하기 때문에 이야기해야 하며
  - 사실을 이해하기 쉬운 말로 간단히 이야기한다.
  - 신체적, 시간적으로 더 가까워지도록 한다.
  - 부모가 아픈 것은 어느 누구의 잘못도 아니라는 것을 확신시켜라.
  - 어린이들이 질문을 이끌도록 해주어라. 이해하기가 어렵거나 답변을 받아들이기가 힘들 때가 있기 때문에 자꾸 물을 것이다. 참고 대답해 주어라.
  - 병에 대해 잘 이해 못하는 것 같으면 그림책이나 나이에 맞는 설명서를 이용하라.

- 암 진단 전에 자식들과 하던 일을 가능하면 지속하라.
- "죽게 되는가?"라고 묻는다면 "사람은 누구나 한번 죽게 되지만 치료를 잘 받아 꼭 이겨낼 것이다"라고 답변한다.

○ 다른 가족에게 이야기하기

처음에는 진단에 대해 가족 몇 명에게만 이야기하는 것이 편하나, 점차 진단에 익숙해지면 다른 가족들에게도 이야기하게 된다. 만약 양친이 살아있다면 그들에게 말하기를 원할 것이다. 그러나 이것은 양친의 건강이 안 좋다면 미묘할 수 있다. 그들을 안심시키도록 하라. 그러나 자신의 한계에 대해 정직하라. 양친에게 매일 해야 할 일이 있다면 다른 가족이나 친구들이 대신해 준다면 대단히 도움이 된다. 양친은 자식들이 아프다면 대단히 걱정을 많이한다. 환자가 힘들 때 양친들이 어떻게 환자를 도와줄 수 있다고 말해주면 도움이 된다.

※ 암은 온가족에게 영향을 준다. 환자와 가족이 신체적, 정신적, 영감적으로 영향을 받는다.

※ 암 상처는 외과적 상처보다 더 복잡하다.
사람의 병과 사람 자체를 치료해야 하는 독특한 요구가 있다.

배우자는 대장암 환자를 어떻게 도울까

대장암 진단은 부부간에서 암을 가진 환자뿐 아니라 그 배우자에도 큰 영향을 준다. 심하면 치료과정 동안 역할이 바뀌거나 일상의 일이 파괴되고 감정은 헝클어진다. 배우자는 환자의 치료의 신체적 고통을 경험하지 않지만, 환자의 고생을 바라보는 감정적 문제는 심각하다.

배우자는 도와주기를 원하나

– 환자가 무엇을 기대할 것인가,

– 무슨 말을 해야 하나,

– 무엇을 해야 하나,

– 감정적, 실질적 도전을 어떻게 극복하는가 등을 잘 알지 못한다.

환자와 배우자가 암을 함께 맞서는데 다음의 항목들이 도움이 될 것이다.

○ 돌봄

가족의 돌봄이 좋은 환자들이 암을 더 잘 극복하고 더 좋은 결과를 가지므로, 배우자의 역할이 중요하고 후원으로 도울 일이 많다. 배우자는 환자가 암으로 인해 변하는 환경이나 도전을 극복하도록 도우면서 그 자신의 변하는 감정과 반응에 대한 처리도 필요하다.

– 환자를 돌본다 : 신체적, 감정적, 생활적, 직업적, 사고적 및 신앙적으로 도와준다.

– 환자의 요구를 듣고 맞추어 반응한다 : 환자의 인도에 따르고, 환자의 요구와 개인적 선호에 응대하며, 환자의 소원을 존중한다.

- 배우자가 지식적으로 대장암에 대해 더 알도록 애쓴다.
- 환자치료에 적극적, 능동적 역할을 한다 : 환자의 상태를 잘 전달하고 환자의 예약에 동행하고 건강관리팀을 만난다.

○ 전달

환자의 감정과 요구에 대해 부부간의 적극적 전달은 중요하다. 환자와 배우자는 상대방에 대한 각자의 염려와 보호 때문에 개방적이고 정직한 전달에 벽이 있을 수 있다. 따라서 부부간에 감정표현을 안하거나 의사표현이 제한된다면 문제를 발견하고 해결하거나 고민을 줄일 정보를 얻을 기회를 놓치게 된다.

배우자가 환자에게 적극적 전달을 하기 위해서는

- 천천히 시작하라. "기분이 어떤가?"라고 묻는다.
- 도와줄 방법을 묻는다. "어떻게 도와줄까"
- 판단결정 없이 그저 잘 들어라. "해서는 안 된다", "그런 말하지 말라" 등의 말은 피하고 환자가 자기 표시를 하도록 해준다. 듣는 것도 말하는 만큼 중요하다.
- 일을 정직하게 의논하고 감정적 반응을 나누어라.
- 너무 단정적 말은 하지 말라. "좋아질 것이다" "걱정하지 말라" 등과 같은 확신시키는 말은 삼가라. 허위가 될 수 있고 불신을 가져올 수 있다.
- 때로는 감정을 표현하라. "당신을 잃을지도 모르겠다"는 말은 환자가 죽을지도 모르겠다는 염려를 표시하는 방법이다.

그 외에

- 환자가 더 적극적으로 행동하도록 도와주라.
- 환자의 기분이 어떻게 보인다고 환자가 알도록 해주라.
- 늘 서로 암에 대해서만 이야기하지 말고 다른 대화도 많이 하라.
- 함께 즐거운 활동을 하라. 같이 가장 사랑하는 것과 가장 좋아하는 것을 찾아라.
- 환자에게 선물을 주라.
- 환자가 자신의 감정을 표현하도록 해주고 이유를 물어보라
- 남녀간에 흔히 전달 방법이 다를 수 있으므로 문제점에 대해 서로 자유롭게 토론하라.
- 서로 애정접촉을 하라.
- 환자에게 삶의 긍정적 면에 대해 많이 일깨워 주라. 좋은 사람이나 즐거운 일 등.

○ 배우자 자신에 대한 주의

환자의 치료에 너무 집중하거나 때로는 일이나 양육에 대한 책임과 균형을 맞추려고 애쓰다보면 자기 자신의 건강을 잊는 수가 있다. 환자의 암의 상태에 따라 차이가 있겠지만 배우자 자신을 돌보지 않으면 환자를 위해 최선을 다할 수가 없다.

- 감정적 반응이 환자와 비슷하게 생겨 환자를 돌보는 중 분노, 우울, 절망, 근심, 두려움 등을 느끼고 때로는 이에 따른 신체적 증상이 나타날 수 있다.

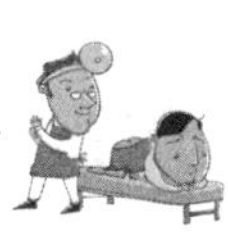

- 자신의 신체적 건강을 보살핀다. 잘 먹고 규칙적 운동과 적절한 휴식을 취한다.
- 자신의 감정적 건강을 보살핀다.
- 배우자가 너무 힘들면 필요시 외부도움을 구하라 : 친구, 이웃, 직업적 상담자, 후원단체

○ 신체적 간호와 후원부여

배우자는 병상태와 필요에 따라 여러가지 새로운 역할을 해야 한다. 동반자에서 가정부, 간호사, 정신 상담자, 요리사, 운전수, 비서 등 많은 역할을 혼자 수행하게 된다.

- ■ 실질적인 일 : 이동수단, 집안 일하기, 인공항문 관리보조, 의료용품 구매
- ■ 의료팀 지시 하에 신체적 안정과 의학적 치료보조
  - • 약물전달 : 약물의 종류와 사용법의 숙지
  - • 증상 및 통증의 관찰 : 통증의 원인과 강도
  - • 감정적 통증과 고민의 인지와 상담

○ 암 치료의 회복과 치료 후의 생활

대장암에 대한 많은 검사와 치료를 했던 힘든 기간이 지나면 회복되어 장기 생존자가 된다. 새로운 정상감을 얻도록 애써야 할 시기이다. 삶을 축하하는 방법으로 새로운 습관이나 기념행사를 조성해 볼 수도 있을 것이다. 치료 후 삶에 대한 조정과정은 소생의 한 부

분이지만, 소생 가운데 긴장과 재발염려도 있다. 이런 문제는 서로 의논하여 해결하도록 해야 한다.

부부가 함께 암을 맞선 것은 암을 가진 배우자에게 사랑과 감사를 표현할 기회가 생겨서 부부간의 생을 풍족하게 한다. 또, 부부간의 협력을 통한 치료과정의 극복과정에서 스스로의 인내와 강인함을 확인하게 되므로 만족과 자신감을 갖게 된다. 이런 경험은 가족 간에 더 가까워지고 서로 가족이 얼마나 중요한가를 더 잘 이해하도록 한다. 배우자도 소생자의 변화된 생활습관을 따른다면 암 위험을 감소시킬 수도 있다. 암 소생자가 미래와 남은 생애를 내다보기 시작하므로 배우자도 자신에 집중할 수 있다. 부부가 같이 새로운 계획을 세우고 미래에 대한 새로운 꿈을 창조하고자 노력하게 된다.

※ 삶을 단순화하라 – 하고 싶은데로 하고 할 수 있는 것을 하고 앞을 위해 힘을 비축한다.

※ 한번 암을 경험한 사람은 결코 같은 사람이 될 수 없다.

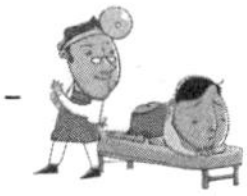

치료동안 삶의 질 유지는 어떻게 하나

◎ 치료동안 감정적 유지와 후원

대장암 진단 후의 삶은 환자의 일생에 정신적, 육체적으로 가장 큰 도전의 하나이다. 치료에 의해 생기는 감정적 부담이 때로는 육체적 부담만큼 힘들 수도 있다. 무엇을 해야 하는가, 어떻게 느끼는가, 매일 어디에 있어야 하는가 등 많은 새롭고 변화하는 긴장으로 인해 삶에 통제를 잃은 것 같이 느낄 것이다. 신체적으로 가장 안 좋게 느낄 때 방사선치료나 약물치료를 받게 되는 것 같이, 더 좋아지려고 애쓸 때에 나쁘게 느껴지는 것은 견디기 힘들고, 치료 때문에 더 나쁘게 느끼는 것은 올바른 선택을 했는지 의심하게 하고, 귀찮게 느낄 때 매일 원기를 북돋기 어렵다는 것을 알게 된다. 대장암의 적극적 치료를 받는 환자의 마음에 "치료가 잘 되고 있는가?"라는 의문이 들 때 감정적 부담이 더 커진다. 그 외 재정압박, 매일 집안 일을 하는 것, 매일 남에게 의존해야 할 위치, 먹는 일, 새로운 동통, 부담되는 치료계획표, 지속되는 외래방문과 검사 등은 환자를 지치게 할 수 있고 환자가 이런 긴장하에 놓이게 되면 분노, 근심, 방황, 슬픔, 연민, 두려움, 우울 등을 흔히 보이게 된다. 특히 근심과 우울함이 생각과 감정을 차지하게 되면 삶이 대단히 어렵게 될 수 있다.

환자의 전체 삶이 암 주위를 맴도는 것 같이 느껴질 때, 암을 뛰어 넘은 삶을 살기 위해 다음과 같이 환자가 할 수 있는 일이 있다.

1) 치료 결정에 환자가 적극적 역할을 하는 것이 첫번째 단계일 수 있다. 이것은 다음에 무엇을 할 것인가 결정하기 전에 의사에게

환자의 선택을 의논하는 것을 의미하고, 환자에게 일어나는 것에 대하여 더 알도록 도와주고, 치료의 선택과 그 효과에 대해 더 정보를 가지도록 하고, 환자 자신이 스스로 준비하고 자문할 수 있게 도와준다.

2) 환자의 가족과 친구들이 환자와 어떻게 연락하는가를 생각해보라. 사람들이 환자에게 "심신이 어떤가"라고 흔히 묻는다. 일부는 환자의 건강에 대해 항상 묻기도 하고 일부는 환자의 암에 대해 모르는 것같이 보인다. 어떤 사람들은 환자를 다르게 대면하기도 하는데 그런 행동은 무엇을 할지 모르기 때문이다. 어떤 형식이든 다르게 대하면 대단히 불안하다. 그럴 경우 환자가 자신의 건강을 그들에게 알려 주면 대부분 도와주려고 할 것이다.

환자가 더 잘 극복하기 위해서 몇 가지 기억해 두어야 할 사항은 :

- 삶에 늘 관여하고 있으라.
- 희망과 낙관의 태도를 유지하라.
- 어디에서든지 삶을 단순화하라.
- 앞으로 기대되는 일을 찾아라.
- 환자가 가진 것, 사랑하는 것, 즐기는 것에 집중하라.
- 한계내에서 살고 지나친 것을 삼가라.
- 다가올 일에 자신을 준비해 두라.
- 지금 여기에 있는 문제를 집중하여 해결하라.
- 긴장을 풀고 유머로 웃어라.
- 적당한 운동과 활동을 하라.

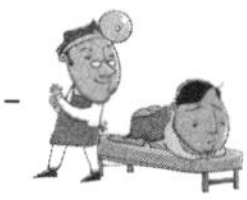

3) 큰 도전에 맞선다면 사람들은 흔히 모든 일을 혼자 하려고 한다. 이것은 고상하게 보일 것 같지만 반드시 좋은 행동과정은 아니다. 치료의 감정적 영향을 극복하기 위해서 도움을 요구하는 것이 더 좋은 경우도 있다. 실제 많은 연구는 활발한 지원망을 가짐으로써 더 오래 살 수 있다는 것을 보여준다. 치료사와 같은 외부의 감정지원으로부터 큰 이익을 볼 수 있다. 환자를 위한 감정지원을 부여할 수 있는 장소를 가족들과 친구들에게도 알려주면 그들은 나중에 환자를 더 잘 지원할 수 있다.

◎ 치료 동안 일과 관련된 문제

치료 중 일을 계속할 것인가 결정하기는 힘들다. 암은 사람마다 다르게 영향을 주므로 모든 사람에게 똑같은 방법으로 작용하지는 않는다. 만약 대장암 환자의 치료과정이 너무 어렵지 않다면 일은 환자에게 의욕을 주는 동기를 부여한다. 또한 일은 환자가 직업을 유지하게 하며, 암 치료로부터 정신적 휴식을 주는 등 기존 생활로 복귀하게끔 해준다. 만약 환자가 계속 일하는 것을 결정했다면 직속상관과 고용주에게 환자의 상황을 상담하는 것이 도움이 될 수 있다. 환자와 회사 양측에 도움이 되는 해결책으로 융통성 있는 시간대, 일분담, 일시적 업무변경, 컴퓨터로 집에서 근무, 또는 결근의 허락 등이 고려되어야 한다. 환자가 일하는데 편하게 느끼고 병에 대해 다른 사람들과 공유할 수 있다면 일을 다시 시작하기 쉽다.

의사에게 치료중 일에 관련하여 물어야 할 사항 :

- 치료 동안 일할 수 있는가

- 수술이나 치료 동안 얼마간 일을 하지 못 하는가
- 치료 후에는 일할 수 있나
- 일하게 되면 일 계획표를 바꾸어야 하나
- 치료결과로 일할 수 있는 능력이 손상되나
- 나 자신의 건강상태로 어느정도까지 일을 하는 것이 좋은가
- 일을 할 수 없을 때는 고용주에게 진단서를 어떤 식으로 제출하면 되는가

직장복귀는 대장암 치료를 마친 사람에게 대단히 어려운 결정이다. 규칙적 수입이 필요하고, 암에서 벗어나 다른일에 집중하려는 의도가 큰 이유가 된다. 직장복귀의 가장 중요한 고려사항은 환자의 건강과 복귀했을 때의 자신에 대한 기대감이다. 치료의 부작용이 사라지는데 때로는 오래 걸릴 수도 있고 반면 곧 없어질 수도 있다. 부작용이 때로는 견디어 내기가 쉬울 수도 있고 경우에 따라 힘들 수도 있다.

직장에 복귀를 할려면 현재의 건강상태를 정확히 확인하고, 환자본인에게 주어진 기대에 부응할 수 있을지를 확인하는 것이 필요하다. 다른 요소도 고려가 필요하다. 만약 인공항문을 가졌다면 직장내 화장실 시설이 어떤지, 병원 방문에 고용주의 외출허가가 잘 되는지, 작업이 신체적으로 얼마나 힘든지, 병원과 직장간의 거리가 얼마인지 등도 고려된다. 또 과거의 업무량 전체를 감당할 수 없다면 부분시간 업무로 기상시간, 약물투여시간, 휴식시간 등을 조절할 수 있는지도 포함된다. 고용주와 상관과 제반문제에 대해 서로 의논하여 환자와 회사 모두가 이득이 될 수 있는 협력을 하는 것이 좋다. 직장동료의

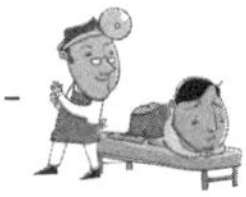

언행도 과거와 다를 수도 있고 오해도 있을 수 있으나 환자의 건강상태를 솔직히 이야기하고 서로 관계가 계속되기를 바란다고 말할 수 있다. 너무 힘들거나 건강이 악화되면 고용주에 말하여 업무를 제한하거나 시간을 축소하거나 재배치 또는 퇴임을 할 수 있다.

◎ 치료동안 성문제

○ 성교

많은 환자들은 암을 가지면 다시 성교를 가질 수 없을 것이라고 생각한다. 실제 성교는 마음속에서 마지막 일이다. 그러나 성이 생활의 한 부분으로 남아있다. 대장암 치료중에 성교를 가지는 것에 어려움을 느낄 수는 있으나, 성관계를 계속 가지지 못한다는 것을 의미하는 것은 아니다.

첫째 성교에 관한 환자의 감정, 관심 및 욕구에 대해 상대편에게 공개적으로 이야기하는 것이 대단히 중요하다. 만약 환자가 공개한다면 많은 오해를 피할 수 있다. 그렇지 않으면 상대편이 부정확한 추측만 하게 된다. 대장암 치료는 성활동을 방해하는 부작용을 유발한다. 환자는 피곤을 느끼고 관절이나 근육에 통증을 느끼고 오심을 느끼고 설사나 변비 또는 두통을 가진다. 이런 모든 것과 다른 증상들이 당신을 기분나게 하지 않을 것이다. 치료는 또한 직접적으로 성활동에 대한 욕망에 영향을 줄 수 있다. 성교가 환자를 다치게 하거나 상대방에게 암을 전염하지 않을까하는 근심때문에 주저한다. 대장암과 치료에 관여한 모든 문제는 기분에 영향을 줄 수 있다.

환자와 배우자는 대장암이 유발할 수 있는 신체적 제한을 알아둘 필요가 있다. 환자의 증상을 개방적으로 정직하게 토로하는 것은 양측이 적절한 타협을 하는데 도움이 된다. 예를 들면 성행위를 위해 어느 주의 어느 일정시간을 따로 정해 놓는 것이나, 어느 한편이 친교시간을 멀리 띄워 놓아 중간휴식을 취할 수 있다. 무엇을 하려고 선택하든지 간에 환자와 같이 결정하게 된다면 가장 좋은 방법이라는 것을 기억하라.

불임, 음경위축, 질건조증, 질동통 등과 같은 신체적 변화도 이겨내기 어렵다. 환자는 다른 형태의 성활동을 원할 수도 있다. 흔히 암 환자들은 그들의 동반자가 친교를 위한 의욕을 잃었다고 믿는다. 만약 이것이 환자의 경험이었다면 환자의 관심을 동반자에게 공개적으로 토론하는 것이 중요하다. 그러한 토론을 시작하는 것이 어렵겠지만 그것은 환자의 배우자나 동반자를 더욱 가까워지도록 한다. 만약 환자가 이 토론을 어떻게 시작하는지 잘 모르겠다면 환자는 환자를 도울 수 있는 훈련된 치료사를 찾아야 한다.

대장암 환자가 극복해야 할 가장 어려운 벽의 하나는 환자가 자기 신체에 대해 어떻게 느끼는가에 있다. 대장암 환자는 인공항문을 가질 수가 있는데 대장암 자체로 성욕이 방해되고, 인공항문은 아름답지 않고 접촉되면 주머니가 떨어진다든지 아프게 할 것 같은 두려움 때문에 불편감을 느끼고 이것이 거부로 오해될 수 있다. 또 인공항문 때문에 배우자가 성생활에 흥미가 없을 것이라고 지레 생각하는데 실제 배우자는 흥미가 있지만 상대편은 어떤지 확실하지 않기 때문에 상대편이 먼저 행동하기를 기다리고 있을 수 있다.

이 때에 부부간 만족할 수 있는 성생활을 다시 성취하는데 도

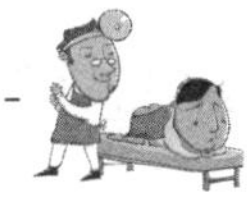

움되는 몇 가지 사항은

– 방을 어둡게 하거나 불을 끈다.

– 손이 닿아 불편하게 느끼는 부위에 상대방 손이 닿으면 살며시 손을 이동시켜 닿지 않도록 한다.

– 가장 편안한 체위로 변동한다.

– 인공항문주머니가 방해가 된다면 미리 주머니를 먼저 비우든지 작은 주머니로 바꾸든지 주머니에 덮개를 씌우고 붕대로 살짝 감는다.

○ 연애와 친교행위

아픈 동안 환자와 상대자 또는 배우자 간에 성교는 아니더라도 어떤 육체적 접촉을 원할 것이다. 많은 부부는 키스, 포옹, 애무를 통해 친근함을 발견한다. 또한 성교 대신에 구강성교, 상호자극, 관능적 마사지 등을 생각한다. 성교와 친교는 반드시 같은 것은 아니다. 때로는 옷을 잘 입고 나가서 즐기는 것은 굉장한 연애감정을 만든다. 환자가 구애를 내보이는 것이 재미있고, 환자를 사랑에 빠지게 만든 상대자나 배우자에 대한 특별한 일들을 기억나게 해준다.

환자는 큰 신체적 변화를 겪었지만 상대방은 그렇지 않다는 것을 기억하라. 상대방은 아직 같은 요구와 욕망을 가졌고, 달라지거나 줄어든 성생활을 적응하기가 어려울 수 있다. 환자는 신체적 사랑이 줄어들었지만 상대방에 대한 사랑과 욕망은 그렇지 않다는 것을 알게하라. 대장암치료가 성생활에 영향을 미칠 수 있으므로 의사와 상담을 하고, 의사는 성적 친교를 즐길 수 있는 여러가지 방법을 제공할 수 있다. 상대자나 배우자와 같이 힘쓰면 좋은 결과를 얻을 수 있다.

○ 치료 동안 피임

만약 환자와 배우자 또는 동반자가 아이를 가질 수 있는 연령의 짝이라면 항암화학요법이나 방사선치료 동안 믿을만한 형태의 피임을 하는 것이 중요하다. 남자에게 정자생산이 치료 중 급격히 감소하고 생산된 정자도 비정상적으로 될 가능성이 있고 여자에게는 임신했다는 사실을 모르고 항암화학요법이나 방사선치료가 시행될 경우 임신의 초기동안 태아에게 대단히 해롭다는 것이 알려져 있다. 치료를 시작하기 전에 주치의에게 임신가능성과 피임에 대해 미리 의논하라.

◎ 암 극복의 실천

암을 극복할 수 있도록 실천해야 할 여러가지 사항들이 있다.

- 암 진단 과정과 감정 등에 대한 극복 – 초기의 감정을 잘 조절하여 이겨내야 신체치료를 잘 받을 수 있다.
- 암에 대한 지식을 쌓는다. – 암에 대한 지식이 많은 사람은 감정을 더 잘 처리하고 치료받기도 더 쉽다. 필요하면 의료진에게 물어라.
- 암 진단에 대해 가족과 가까운 친구들에게 또는 직장고용주에게 솔직하고 공개적으로 감정과 과정에 대해 대화하고 도움을 받는다.

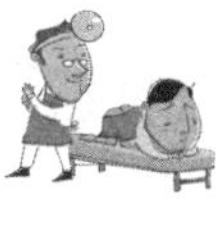

- 치료에 적극적으로 역할을 한다. – 조절과 통제감을 얻을 수 있다.
- 환자에 맞는 적당한 크기의 지원단체에 소속되는 것이 필요하다. 여기에는 암 치료에 관여하는 건강관리의료팀, 감정과 생활지원을 하는 가족과 친구, 때로는 정신과의사, 정신상담자, 종교자, 재정과 법적 문제에 대한 사회사업가 등이 포함된다.
- 앞선 계획 – 계획은 불확실을 감소시키고 부정적 감정을 제거하는데 도움을 주고, 긍정적이고 희망적 전망을 유지하는데 중요한 역할을 한다. 치료시간, 재정문제와 보험관계, 가족내 사항 등을 미리 생각하고 계획한다.
- 건강유지 – 균형적 식사, 규칙적 운동, 충분한 휴식, 금주금연 등으로 자신을 잘 돌봐야 한다.
- 미래를 본다.
  - 암 진단 후 즉시 모든 주의력은 암 치료에 집중이 된다. 환자의 삶이 다시 정상으로 복귀될 수 있을까 의심한다. 비록 삶이 변화되고 어려운 시기가 계속되지만, 다른 많은 사람들이 이미 암을 극복하고 정상활동을 하고 있는 것을 쉽게 확인할 수 있으므로, 환자도 희망을 갖고 새로운 삶을 극복해 나가야 한다. 치료 후의 시기는 새로운 시작을 위한 시간으로 또는 생활습관의 개선을 할 수 있는 기회로 삼음으로써 건강한 미래를 기대할 수 있다. 환자의 암 극복의 경험이 결국 삶의 새로운 전망으로 이끌고 그들에게 무엇이 중요한가를 발견하도록 한다. 암에 대한 경험이 삶의 우선권을 재평가하도록 해주

고, 새로운 감사를 발견하도록 자극한다. 또 상호관계, 신앙, 일, 그 외 삶의 여러가지 방면을 긍정적으로 재평가하도록 이끌어준다.

※ 암 치료의 목표는 더 오래, 더 높고 크게 살도록 하는 것이다.

- 용어해설 -

㉠

- **가상대장내시경검사(virtual colonoscopy, CT colonography)** : 대장벽을 2~3차원 영상을 만들기 위해 전산화단층사진을 사용하는 영상과정. 용종이나 암을 내시경을 시행하지 않고 외부에서 볼 수 있다.
- **가족성용종증(familial adenomatous polyposis; FAP)** : 대장에 수백개에서 수천개의 선종(용종)이 젊은 연령에 발현되는 드문 유전성병. 일부 선종이 결국 대장암으로 변한다.
- **결장루(colostomy)** : 수술로 절단된 결장의 상단 끝부분을 복벽을 통해 꺼낸 후 그 부위로 개구부를 만들어 대변을 배출 시키는 방법
- **결장절제술** : 결장의 일부분 또는 전체를 제거하는 수술
- **고식적 치료(palliative treatment)** : 환자의 증상을 줄여 더 편안하게 만들 목적으로 시행하는 비근치적 치료방법.
- **골반적출술** : 골반내 직장, 방광, 여성생식기관 등 전 장기를 동시에 제거하는 광범위한 수술방법.
- **과증식용종(hyperplastic polyp)** : 세포가 많이 증식되는 용종. 암으로 변하지 않는다.
- **관장(enema)** : 항문을 통해 직장으로 액체를 주입하는 것. 대장청소 또는 변비치료에 사용.
- **괄약근보존술식** : 항문괄약근의 손상없이 직장절제술을 시행하

는 수술방법, 영구적 인공항문은 필요없다.

- **구강염** : 구강내 점막의 염증과 궤양
- **구불결장**(sigmoid colon, S자결장) : 좌측결장과 직장사이의 S자 같이 생긴 결장
- **국소치료** : 종양 또는 가까운 주위조직만 제거하는 술식. 작은 표재성 암 또는 용종암 제거시 사용한다.
- **궤양성대장염**(ulcerative colitis; UC) : 대장의 점막에 생기는 염증성 질환. 만성의 경우 암 발생 위험이 있다.
- **기질종양**(gastrointestinal stromal tumor ; GIST) : 대장의 점막 상피세포가 아닌 점막하 결체조직에서 시작되는 드문 종양

ㄴ

- **나노그람**(nanogram, ng) : "10억분의 1" 그람(gram)
- **내부조사 방사선치료** : 방사선 물질을 수술을 통하여 체내의 종양내 또는 주위로 직접 삽입하여 방사선이 전달 되게 하는 치료방법.
- **내시경검사** : 가늘고 끝에 불이 오는 굴곡성 기구를 입 또는 항문을 통해 넣은 후 장의 내면을 보는 검사방법.

ㄷ

- **단일클론항체** (monoclonal antibody) : 체내에 순환하면서 암세포에 있는 목표물(특수항원)에 부착되도록 제조된 단백질 항체. 암의 진단과 치료에 이용.
- **대장내시경** : 불이오는 굴곡성 기구를 이용하여 대장의 내면을 보는 검사
- **대장조영술** : 바륨(barium) 조영제를 직장을 통해 대장에 넣은 후 공기를 주입하여 찍는 X선검사로 대장내의 비정상소견을 확인하는 검사방법.
- **대체요법** : 표준치료 대신에 증명 안 된 치료나 약제를 사용하는 방법. 일부는 위험한 부작용이 있을 수 있어 반드시 의료팀과 상담 후 사용해야 한다.
- **동시성암**(synchronous cancer) : 동시에 같은 장기의 다른 부위에서 발견되는 암. 예컨대, 결장암과 직장암이 동시에 발견된 경우
- **동의서** : 의사가 환자와 가족에게 치료과정의 위험, 이익, 변경사항 등을 설명하는 법적 문서, 환자가 치료에 동의하는 과정.
- DNA(deoxyribonucleic acid) : 세포핵내에서 발견되는 유전적 청사진. 세포성장, 분열, 기능에 대한 유전적 정보를 가진다.

ㄹ

- **림프절(lymph node)** : 림프구같은 면역세포들을 포함하는 면역계의 작은 콩같은 조직으로 림프액에서 체내로 돌아다니는 암세포나 세균 또는 독소를 잡는다. 암세포는 보통 처음에 림프절로 전이된다.
- **로봇수술(robot surgery)** : 집도의가 조종석에서 로봇팔을 원격으로 조종하여 3D 영상을 만드는 복강경용 설치장비로 장수술을 시행하는 것. 기술상 이점은 있으나 수술비가 고가이다.

ㅁ

- **마사지** : 건강이나 신체의 특수부위를 이롭게 하기 위하여 전체 또는 부분적인 신체부위의 연조직을 조작하는 행위
- **마취** : 수술 중 통증을 줄이기 위해 약이나 가스로 감각이나 감정을 소실시킴.
  (전신마취 : 의식소실 및 수면을 유도함, 국소마취 : 일부분만 무감각하게 만들며, 의식은 유지됨)
- **만성대장염** : 대장을 자극하는 만성적 염증을 일으키는 병.
- **맹장(cecum)** : 소장과 연결되는 대장의 첫 부위로 주머니같이 생김.
- **면역계** : 병, 염증, 외부물질에 대해 몸을 방어하는 체내 장기나 세포 집단.

- **면역치료** : 암세포에 효과적으로 싸우기 위해 면역계통을 자극하는 생체치료의 한가지
- **명상** : 몸과 마음을 진정시키려는 의식적 태도.
- **모의치료(시뮬레이션; simulation)** : 컴퓨터기술을 사용하여 방사선치료를 설계하는 과정. 정확한 방사선치료 부위를 어디에 둘 것인가 결정한다.
- **무경성 용종** : 장의 내벽에 옆으로 자라서 편평하고 줄기가 없는 용종의 일종.
- **문합(anastomosis)** : 장부분절제 후 양끝을 수술로 연결하는 것.

ㅂ

- **방사선치료** : 고에너지 방사선을 사용하여 세포의 DNA 손상과 세포사망을 일으켜 암 치료를 하는 방법.
- **백혈구감소증** : 백혈구수의 수치가 감소하는 현상. 특히 백혈구 성분중 호중구가 감소하는 '호중구감소증'이 임상적으로 중요하다.
- **변이** : 유전적 실수, DNA의 기본 단위의 정상배열의 변화
- **변잠혈검사** : 변에 숨은 혈액이 있는지 현미경 검사를 하는 것. 암 선별검사에 이용한다.
- **병기(stage)** : 종양성장과 확산의 범위를 측정하는 것. 즉, 종양이 퍼진 범위를 평가한다.

- 병리적 병기(pathological stage) : 수술에서 얻은 조직으로 병의 병기를 결정하는 것.
- 병리학자(pathologist) : 세포 및 조직의 검사를 통하여 병의 진단 및 검사연구에 전념하는 전문의사.
- 보완요법 : 표준치료 이외에 추가적으로 증상완화, 표준치료의 부작용감소, 행복감을 증진하기 위해 사용하는 치료
- 보조요법(adjuvant therapy) : 치료효과를 증가시키기 위해 수술적 1차치료에 덧붙여 사용되는 치료 (항암화학요법, 방사선치료 등)
- 복강경수술(laparoscopic surgery) : 복벽에 작은 절개구멍을 통하여 특수고안된 복강경기구를 넣어 모니터를 보면서 장수술을 하는 것
- 복막염(peritonitis) : 복강내의 염증
- 복회음부절제술(abdominoperineal resection; Miles' operation) : 하부직장암이나 항문암에서 직장과 항문을 절제하는 수술. 영구적 인공항문이 필요하다.
- 분자표적치료(molecular targeted therapy) : 암 성장에 중요한 역할을 하는 혈관내피성장인자 또는 상피세포성장인자와 같은 비정상적인 표적을 집중적으로 공격하는 새로운 항암치료방법.
- 분화(differentiation) : 현미경상 세포가 얼마나 비정상 같이 보이는지 등급을 말함. 분화도 평가를 통하여 암의 공격성을 추정

할 수 있으며, 더 비정상적 암세포가 더 악성이다.

- **비위관**(nasogastric tube) : 가는 연한 관을 콧구멍을 통해 식도를 거쳐 위(胃)에 넣어 위액을 배출시키는 것
- **빈혈**(anemia) : 혈중 적혈구의 숫자 감소로 의해 피로, 숨참, 허약 등의 증상이 나타나는 상태.

ㅅ

- **사회사업가** : 개인이나 가족의 사회적, 감정적, 재정적 요구에 대해 훈련된 전문가. 의학적 사회사업가는 건강전문가로서 자격증이 있어야 한다.
- **상피세포성장인자**(epidermal growth factor) : 암세포 표면에 많이 발견되는 단백질. 상피세포성장인자수용체(epidermal growth factor receptor, EGFR)와 결합하여 암세포 성장 및 분열에 관계한다.
- **상행결장** : 복부우측에서 위로 올라가는 대장의 첫 부분
- **생검**(biopsy) : 조직의 일부를 절제하여 현미경적 검사를 통하여 암세포를 진단하는 과정.
- **생존율** : 시간의 일정기간 간격 후 환자가 살아있는 %를 측정하는 것. 암 환자의 경우 5년 생존율이 많이 사용된다.
- **선별검사**(screening test) : 증상이 나타나기 전에 병 진단을 위해 시행하는 여러가지 검사.

- 선암(adenocarcinoma) : 대장벽 가장 내측의 상피를 따라 늘어선 선세포로부터 생긴 암. 거의 대부분의 대장암은 선암이다.
- 선종(adenoma) : 선세포(상피세포)로 구성된 장점막에서 생기는 양성종양. 선종은 암은 아니지만, 치료하지 않으면 암으로 변하기 쉬운 용종이다.
- 선종-암 속발현상(adenoma-carcinoma sequence) : 양성선종이 암으로 전환되는 과정
- 선형가속기(linear accelerator) : 암에 대해 원격 외부조사 방사선치료에 사용되는 기계로서 종양부위에 고에너지 X선을 전달한다.
- 섬유소(fiber) : 소화가 잘 되지 않는 야채와 과일의 성분, 식물성 탄수화물에 많음.
- 세포(cell) : 생물이 만들어지는 기본 구성 단위. 분열과 성장에 의해 대체된다.
- 수지직장검사(digital rectal examination) : 윤활유를 바른 고무장갑을 낀 손가락을 항문을 통해 집어넣어 직장내 10cm까지 넣어 만지면서 하는 검사
- 스텐트(stent, 그물형 팽창 금속내관) : 대장 협착시 대장내시경을 통해 금속내관을 넣어 폐쇄부위를 확장시키는 기구
- 식사보충제 : 비타민, 광물질, 한약제, 또는 동식물 생산물 체내에서 발견되는 자연적 화학물질을 합성시킨 식품 또는 약제.
- 신보조치료(neoadjuvant therapy) : 수술 전에 방사선치료나

항암화학요법을 먼저 시행하는 것. 종양을 감소시키는 것이 목적이다.

◎

- 암(cancer) : 악성세포의 비정상적, 통제 안 되는 성장.
- **암태아성항원**(carcinoembryonic antigen ; CEA) : 대장암 등 주로 소화기암에 의해 생성되는 단백질. 암의 재발 또는 치료반응을 평가하는데 도움을 준다.
- **양전자단층사진**(positron emission tomography ; PET) : 전이 병소를 찾기 위해 암세포의 비정상 당분대사를 이용하는 방사선검사. 방사선을 띄는 소량의 당분을 주입 후 종양의 당이용율을 컴퓨터로 계산하여 체내영상을 창조한다.
- **염색체**(chromosome) : 세포기능을 위한 DNA를 포함한 유전적 정보를 가지는 세포핵내 실같은 구조물
- **영상검사** : 장기내부구조의 사진을 만드는 검사
- **에스결장경검사**(sigmoidoscopy) : 60cm 길이의 굴곡성 또는 25cm 길이의 강직성 S자결장경을 이용하여 좌측대장 또는 구불결장의 내면을 보는 내시경검사.
- **엑스선**(X-ray) : 체상(신체영상)을 만들기 위해 사용되는 고에너지 전기자장방사선의 대단히 짧은 파장
- **예후**(prognosis) : 병의 경과에 대한 예측. 환자의 회복과 생존

의 가능성을 예측하는 것을 일컬음.

- **완화** : 치료를 시행하여 증상의 완전 또는 부분적 소실을 유도하는 것.
- **외부방사선조사** : 체내의 정확한 위치로 체외에서 방사선을 전달하는 것
- **용종**(polyp) : 점막층 세포의 비정상적 성장. 용종 중의 일부에서는 전암세포 또는 암세포를 포함할 수 있다.
- **우울**(depression) : 정상적 활동에 지장을 주는 극도의 슬픔과 상실의 감정상태.
- **우측대장절제술**(right hemicolectomy) : 맹장, 상행결장을 포함한 우측대장을 절제하는 수술
- **우회로수술**(by-pass) : 장폐쇄부위의 근위부를 폐쇄부위를 건너뛰어 원위부와 연결시켜 변의 통과를 원할하게 만드는 수술
- **유경성 용종** : 줄기(stalk)를 가지면서 버섯모양으로 자라는 용종
- **유암종**(carcinoid tumor) : 호르몬을 생성하는 신경내분비 세포에서 생긴 종양
- **유전성비용종성대장암**(hereditary non-polyposis colorectal cancer ; HNPCC) : 부모와 자식간 3명 이상에 대장암이 발생하는 유전적 병이다. 용종은 몇 개 없으나 80%에서 젊은층에 암 발생이 된다.
- **유전자**(gene) : 유전적 특징에 대한 정보를 가지는 DNA의 한

부분. 특정 질환에 대한 감수성을 가진 유전자도 있다.

- 유전자검사 : 개인의 암 발생 위험을 증가시킬 수 있는 유전자 변이를 가지는지 검사를 하는 것
- 유전자치료(gene therapy) : 암 발생의 원인이 되는 세포의 잃어버린 기능을 복귀시키거나 새로운 기능을 주기 위해 세포내에 특수한 유전자를 삽입하는 치료. 암 치료에 시도되고 있다.
- 유전적 위험요소 : 양친으로부터 유전되어 암을 포함한 각종 질환에 대한 감수성을 증가시키는 위험요소
- 유착(adhesion) : 일부 장외벽의 표면에 생긴 반흔조직이 다른 장외벽 또는 복벽의 일부와 서로 붙는 현상. 유착으로 인해 장폐쇄증이 발생할 수도 있다.
- 이시성암(metachronous cancer) : 원발암 치료 후에 다른 부위에 새로 생기는 암. 예컨대 결장암 치료 후 몇년 뒤에 새로운 직장암이 발견된 경우
- 이형성(dysplasia) : 세포의 과생산과 불규칙한 핵을 특징으로 하는 비정상적인 세포성장의 현미경적 소견
- 인공항문 : 항문직장이나 원위부의 결장 일부가 제거될 때 배변을 위해 결장 또는 소장을 복벽을 통해 꺼내어 항문역할을 하는 개구부를 만듦. 장루와 같은 의미
- 인공항문치료사 : 인공항문관리에 특별한 훈련을 쌓은 간호사
- 1차 친척 : 부모, 형제, 자식 간의 친척

- 임상시험(clinical trial) : 새로운 치료방법이나 치료약의 효과를 검증하기 위해 시행하는 연구방법. 공식적 연구계획이 요구되고 인간(환자)에 대한 검사 및 치료가 관여된다.
- 임상적 병기(clinical stage) : 신체검사, 영상검사, 생검으로 병의 범위를 평가하는 것. 병리적 병기와 구별되어야 한다(대장암의 경우 수술을 통해서 병리학적 병기가 결정되며, 병리학적 병기가 최종적인 병기이며, 임상적 병기보다 더 정확하다).

㉧

- 자기공명영상(magnetic resonance image; MRI) : 강력한 자기와 라디오파를 X선 대신 인체를 통해 보내서 체내 장기나 구조의 깊은 영상을 보여주는 검사
- 장간막(mesentery) : 장에 혈액을 공급하는 혈관을 포함하고 있는 지방조직
- 장막(serosa) : 장벽의 외측 표면벽
- 장처치 : 수술이나 대장검사전 대장의 변을 제거하도록 깨끗이 청소시키는 것 (설사제나 관장을 시행하여 장처치를 한다.)
- 재발 : 암이 완전히 제거 또는 소멸된 후 다시 생기는 현상.
- 저전방절제술(low anterior resection; LAR) : 하부직장을 절제하고 상단결장과 남은 직장을 연결하는 술식
- 전방절제술(anterior resection; AR) : 구불결장과 상부직장을

절제하고 상단결장과 하부직장을 연결하는 술식

- **전이**(metastasis) : 원래의 기관에서 암이 멀리 퍼지는 것
- **전산화단층사진**(computed tomography; CT) : 컴퓨터와 X선을 사용하여 체내 여러 부분의 영상을 재구성 하는 것. 여러가지 각도로 내부장기의 2차원적인 진단적 단면영상을 만들어 낼 수 있다.
- **점막**(mucosa) : 점액을 분비하는 작은 선(gland)을 포함하는 대장벽의 내측벽을 만드는 축축한 막
- **정주** : 주사약을 정맥으로 주입하는 것.
- **종양**(tumor) : 조직의 비정상성장, 양성 또는 악성(암)으로 구분
- **종양 · 림프절 · 전이체계**(TNM staging system) : 종양침투 깊이(T; tumor), 림프절 전이 여부(N; lymph node)와 원격 전이 유무(M; metastasis)를 통해 암이 얼마나 퍼진 것인지를 결정하는 병기측정방식.
- **종양성장유전자**(oncogene) : 세포성장과 증식을 촉진하는 유전자. 정상적으로 인체에 존재하나 변이되면 암세포가 빨리 성장하게 하여 암을 만든다.
- **종양억제유전자**(tumor suppressor gene) : 세포분열을 늦추고 적절한 시기에 사망하게 하는 유전자. 종양억제인자의 기능이 소실될 경우 암이 발생할 수 있다.
- **종양표식자**(tumor marker) : 암세포에서 생산되는 물질로 암

의 재발 및 치료효과 판정에 사용되는 혈액검사방법. 간혹 정상인에서도 수치가 상승될 수도 있으므로 해석에 주의가 필요하다.

- 종양학(oncology) : 암의 진단, 치료, 연구에 관한 의학의 한 분야
- 좌측대장절제술(left hemicolectomy) : 하행결장, 구불결장의 좌측결장을 절제하는 수술
- 직장(rectum) : 대변을 저장하는 대장 중 가장 하부의 주머니 같은 구조물
- 직장초음파 : 직장내 퍼진 국소종양을 평가하기 위해 굴절된 음파를 사용하는 영상의학적 검사방법.

ㅊ

- 초저전방절제술(ultralow anterior resection) : 전 직장을 항문강 근처까지 절제 후 상부결장과 항문강을 문합하는 술식
- 최면술 : 암시의 사용으로 깊이 안락된 상태를 유도

ㅋ

- 칼로리(calorie) : 음식물내 얼마나 많은 에너지가 있는지를 반영하는 척도의 단위
- 케모포트(chemoport) : 장기간의 항암화학요법을 위해 수술을 통해 흉부의 전상부의 피부 밑에 중심정맥도관을 넣는 것
- 크론씨병(Crohn's disease) : 소화기 어느 부위에서나 생길 수

있는 염증성 질환. 재발이 잘됨. 설사, 복통, 식욕부진을 초래. 크론씨병은 대장암발생 위험을 증가시킨다.

ㅌ

- **타이치** : 몸을 천천히 부드럽게 움직이면서 하는 운동. "움직이는 명상"
- **통증** : 신체적으로 아픈 증상, 급성과 만성 통증이 있다.

ㅍ

- **편평상피암**(squamous cell carcinoma) : 항문의 외벽 편평상피에서 생기는 암

ㅎ

- **하행결장** : 복부좌측에서 하부로 향하는 대장의 세번째 부분
- **항문괄약근**(anal sphincter) : 대변을 조절 및 유지하는 항문주위 근육. 대변을 제거하는 시점에는 이완, 항문을 닫을 시점에는 수축하는 항문을 둘러싸는 근육의 띠.
- **항암방사선치료**(chemoradiation) : 화학약물(항암제)과 방사선을 병용하여 더 강한 항암작용을 하도록 하는 치료

- 항암화학요법(chemotherapy) : 암세포를 파괴하기 위해 약물을 사용하는 방법. 암이 광범위하게 퍼졌거나 재발되었을 경우에는 주로 완화적 목적으로, 수술을 통해 완치적 제거는 시행되었으나 재발 가능성 있는 경우의 암에는 보조적 목적으로 항암화학요법이 사용될 수 있다.
- 항원(antigen) : 인체에 이질적인 물질로 항체생성을 자극한다.
- 항체(antibody) : 항원을 외부물질로 인식하여 결합하는 체면역계의 단백질분자
- 혈관내피 성장인자(vascular endothelial growth factor; VEGF) : 암이 새로운 혈관을 형성하도록 유도하는 성장요소. 혈관내피성장인자를 차단하는 약제들이 암 치료에 사용되고 있다.
- 혈소판(platelet) : 혈액응고에 관여하는 혈액세포
- 헤모글로빈(hemoglobin) : 산소운반을 책임지는 혈중 단백질. 적혈구내에 있다.
- 호르몬(hormone) : 체내 내분비선의 화학전달물질로서 혈관을 통해 전달되어 각 장기에 독특한 효과를 가짐.
- 호스피스(hospice) : 더 이상 암을 치료할 수 없을 때(수술이나 항암화학요법이 시행될 수 없을 때) 환자의 삶의 연장보다는 삶의 질을 증진하는 목적으로 시행되는 치료.
- 화학방어(chemoprevention) : 종양성장을 막거나 전암 상태(precancerous lesion)에서 침투성 암이 형성되는 것을 막기 위

해 약이나 영양보충을 사용하는 것.

- 회장루(ileostomy) : 회장의 말단부를 사용한 인공항문
- 횡행결장 : 복부상부에서 우측에서 좌측으로 가로지르는 대장의 두번째 부분
- 후기증(tenesmus) : 항문괄약근의 경련으로 배변 후 남는 불쾌감.
- 흑색종(melanoma) : 멜라닌 색소를 만들어내는 멜라닌 세포의 악성화로 생긴 종양. 항문직장에 드물게 발생.

- 찾아보기 -

ㄹ

ㅁ

ㅂ

ㅅ

ⓞ

ㅈ

ㅊ

ㅋ

ㅌ

ㅍ

ㅎ

대장암 환자와 가족, 의료인 그리고
대장암을 알고자 하는 분들을 위한

대장암 예방과 치료 그리고 극복

2011년 9월 9일 | 초판1쇄 발행
2012년 7월 31일 | 개정증보1판 1쇄 발행

지은이 | 박성대 · 이근욱
펴낸이 | 신일희
펴낸곳 | 계명대학교 출판부
(704-701) 대구광역시 달서구 달구벌대로 1095
TEL 053-580-6233 FAX 053-580-6235
홈페이지 www.kmupress.com
출판등록 | 제347-1998-1호(1970.9.1)

ISBN | 978-89-7585-594-8 03510
* 잘못된 책은 교환하여 드립니다.

값 16,000원